依存症 家族を支えるQ&A

アルコール・薬物・ギャンブル依存症
家族のメッセージを添えて

西川京子
Nishikawa Kyoko

解放出版社

まえがき

　依存症の人の家族は、長年にわたり悩み苦しんできました。世間体もあり、家族の力で問題を解決しようと取り組みましたが、それも限界に達して、外部に支援を求めざるを得なくなりました。でも、どこでどのような支援を受けることができるのかという情報が少なく、家族が相談に足を運ぶまでには時間がかかりました。
　医療や保健や福祉の専門家の支援につながっても、これまでの家族としての取り組みが受けいれられることも、ねぎらわれることもなく、思ってもいなかった新しい知識と情報が提供され、新しい対処が提案されます。不安ととまどいのなかで、これからどのような対処をし、どのように事態が変化し、問題解決が進むのかが読めないままに、新たな取り組みが始まります。この小さな本は、新しい取り組みを始めた依存症の人のご家族がもたれる数々の疑問を受けとめ、それにお答えするものです。
　近年、依存症への関心が高まるなかで、買い物依存症、窃盗症（クレプトマニア）、窃視症（のぞき見や盗撮）、インターネットゲーム依存症、セックス依存症などいろいろな依存症が注目されています。これらの依存症の人や家族が苦しんでおられることをお察しします。しかし現在、これらの依存症に関しては、臨床例も研究も少なく、知識や情報も不十分な状態にあります。
　今回は、アルコール依存症、薬物依存症、ギャンブル依存症の人のご家族に焦点化して本書をまとめさせていただきました。
　また本書では、依存症問題の解決に取り組んでいる家族からの手

記を、読者へのメッセージとしてお届けいたします。依存症という病気と依存症を患う病人への理解を深め、依存症の回復という新しい生き方を支援する取り組みのなかから、依存症から影響を受けた自分自身に気づき、自らを問い直し、新しい生き方を手にいれられた家族の手記です。お読みになった方は希望と力を受け取られることでしょう。家族という同じ立場の人たちの取り組みから学び、希望をもって進んでほしいと願っています。

　　　2018年2月28日　　　　　　　　　　　　　　西川京子

依存症 家族を支える Q&A　もくじ

まえがき　3

I 依存症と回復 …………………………………… 7

Q1 依存症とはどんな病気ですか？　8
Q2 アルコール依存症とはどんな病気ですか？　17
Q3 薬物依存症とはどんな病気ですか？　22
Q4 ギャンブル依存症とはどんな病気ですか？　26
Q5 回復に必要な依存症の自助グループとは何ですか？　33
Q6 依存症の再発やスリップをどう防げばよいのでしょうか？　37

II 依存症問題への家族の取り組み ………… 43

Q7 なぜ家族は、依存症の回復に取り組まなければいけないのでしょうか？　44
Q8 家族がおかれている状況とは？ また、家族の新たな取り組みとは何でしょうか？　47
Q9 家族は何から始めればよいのでしょうか？　53
Q10 どのようなコミュニケーションで家族関係は改善するのでしょうか？　57
Q11 依存症の親の下で育つ子どもへの対応はどうすればよいのでしょうか？　62
Q12 家族の依存症問題からの立ち直りと新生とは何でしょうか？　67

Ⅲ 依存症問題への具体的な対応 …………………… 71

- **Q13** 「突き放すように」と助言されます。
  突き放したら回復するのでしょうか?　72
- **Q14** うそや盗みが多いのですが、性格でしょうか?　74
- **Q15** 「死にたい」と口にします。脅しでしょうか?　76
- **Q16** 借金を繰り返します。どのように対応すればよいのでしょうか?　79
- **Q17** 暴言・暴力にどのように対応すればよいのでしょうか?　82
- **Q18** 逮捕されました。どのように対応すればよいのでしょうか?　85
- **Q19** 自助グループや回復支援施設につなぐには、
  どうすればよいのでしょうか?　89
- **Q20** 依存をやめたのに、なぜ別の依存になるのでしょうか?　92
- **Q21** 依存をやめても、心理的、社会的に未熟です。
  どうしてでしょうか?　95
- **Q22** 依存症問題に、社会は何をすべきでしょうか?　98

Ⅳ 家族からのメッセージ …………………………… 103

アルコール依存症の人の家族の手記　104

薬物依存症の人の家族の手記　112

ギャンブル依存症の人の家族の手記　124

参考文献　134

I
依存症と回復

Q1 依存症とはどんな病気ですか？

1 依存症とは

　依存症とは、自分にとって利益にならないだけでなく不利益になると理解し、やめたほうがよいと気づいているのに、欲求が生じると行動をコントロールできないで繰り返してしまう病気です。認識と行動がかけ離れた状態です。

　飲酒をやめると決心しているのに、強い飲酒欲求に負けてしまう、薬物使用をやめないと逮捕され刑務所に行くことになると理解しているのに欲求が生じると繰り返してしまう。ギャンブルをやめないと生活が破綻（はたん）するとわかっているのに欲求に負けてしまう状態です。

　依存症は大きく2つに分類されます。1つは、アルコール、薬物、食物、タバコ、コーヒーなどの物質への依存です。これらの物質は精神作用物質とよばれ、繰り返し使っているうちに考えて判断する認知や感情や行動を障害します。つまり、依存状態を繰り返していると、考えや判断に偏りやゆがみが生じ、感情や行動のコントロールができなくなるのです。他の1つは、ギャンブル、買い物、窃盗、放火、窃視（のぞき見や盗撮）、インターネットゲーム、セックスなどの行動や過程への依存です。これらの行動や過程への衝動が生じるとコントロールが困難になり繰り返すのです。また、この行動や過程に伴う刺激を求めて繰り返すうちに、その人の認知や感情、行動という精神の働きが障害されます。

以上の2つの依存症のほかに、虐待やDVや恋愛や共依存*などの人間関係への依存がありますが、まだこれらは病気と定義されていません。

2 依存症の特徴的な症状

次の症状の3つ以上が、過去1年間に1カ月以上続いたとき、医師は依存症と診断します。

(1) 渇望

依存症になると、いくら打ち消しても、意志に逆らって心につきまとって離れない強迫的欲求とよばれる強い欲求が生じます。墓にお供えされた酒を飲む、賭け金欲しさに妻の財布や子どもの貯金箱から金を盗むなどの非常識な行動は渇望によると考えられます。

(2) コントロールの障害

依存症になると、飲酒もギャンブルも薬物使用も、適度でやめることができなくなります。支障が生じないように適度で切り上げる節度のある関わりができないのです。それは量や時間や頻度などをコントロールする脳の働きが壊れた結果です。この故障は修復できません。何年やめてもコントロールする力を復活させることはできないのです。それが「依存症は完治や治癒のない慢性疾患である」という根拠です。今後、依存症というコントロールを失った慢性の病をもって生活することになりますが、完全にやめることができれば生活の支障は減少します。

(3) 離脱症状

飲酒や薬物使用やギャンブルを減らしたりやめたりすると心身のバランスが崩れ、離脱症状（禁断症状）とよばれる不快な症状が心

***共依存** 依存症の人と家族との関係にみられる、相手に巻きこまれながら相手をコントロールしようとする病んだ関係性のこと。

身に現れます。飲酒をやめた後のイライラ感、発汗、嘔吐(おうと)、下痢、不眠、手の震え、幻覚・妄想など、薬物使用をやめた後のイライラ感、発汗、疲労感、倦怠(けんたい)感、筋肉や関節の痛み、幻覚・妄想など、ギャンブルや買い物をやめた後のイライラ感、無気力、無関心、頭がボーッとするなどの症状です。離脱症状の不快感や苦痛から逃げるために繰り返すので、やめつづけるのが困難になります。

(4) 耐性

飲酒や薬物使用を繰り返すうちに同じ物や同じ分量では十分な効果が得られなくなり、濃度の高いより強烈な刺激が得られる物に代わったり、分量が増えることを耐性ができるといいます。酒量が増えて一升酒になる、大麻から覚せい剤に代わるなどです。ギャンブルや買い物の場合には、さらに賭け金が増える、高額な買い物をするのが耐性です。

(5) 依存が生活の中心になり、最優先になる

趣味も多く、友人も多く、家族とのだんらんも大切にしていた人が依存症になると、趣味や交友関係への関心を失い、家族とのだんらんにも加わらなくなります。飲酒や薬物使用やギャンブルが関心の中心となり、それが最優先の生活になります。

(6) 再び繰り返すと大切なものを失うと理解していながら繰り返す

これ以上飲酒すると肝硬変になる、次に薬物事犯で逮捕されると実刑になる、次にギャンブルで借金すると離婚になるとわかりながら、同じことを繰り返し大切なものを失い、窮地に立つのです。

3 依存症の回復とは

依存症の回復とは、「依存をやめている期間の長さではなく、依存をやめたことを軸にした人間的成長であり、バランスのとれた生き方ができるようになること」と考えられています。回復は依存を

断つことからスタートし、人間的な成熟をゴールとする過程です。
　バランスのとれた生き方とは、適切な栄養や運動による身体的なバランス、物事を正確に判断し、自らの感情や行動をコントロールできる精神的なバランス、家族、職場、友人、近隣と良好な人間関係を結び、生活問題を合理的に解決し、社会的責任を果たす社会的なバランスを保った状態を意味します。人間的な成熟とは、喜びと感謝をもって、他人や社会に奉仕し、その人らしく生き生きと生きることを意味すると思います。

4 依存症の回復に必要な条件

(1) 医学的治療と援助

　依存症に対する治療は、診断のあと、離脱症状や心身の疾患への薬物療法、精神療法などを行います。くわえて、知識と情報を提供し対処法を伝える心理教育、認知行動療法などの集団精神療法、自助グループへの導入を目的とするプログラムが問題解決と再発の予防のために提供されます。

(2) 依存症の自助グループへの参加

　依存症の回復には、自助グループへの定期的な参加が必要です。アルコール依存症には断酒会とAA（Alcoholics Anonymous）、薬物依存症にはNA（Narcotics Anonymous）、ギャンブル依存症にはGA（Gamblers Anonymous）が主な自助グループです。自助グループは依存をやめるために役に立つだけではなく、依存をやめた後のバランスのとれた新しい生き方を学ぶために役立ちます。依存症の回復という目的を同じくする仲間のなかで、自分と依存の関係を問い直し、正直に話し、仲間の話を素直に聞き、自己変革を進めます。

(3) 依存症の回復への動機を高める

　依存症は否認の病気とよばれるほど依存症の人は病気の事実を認

めないものです。事実を認め、病気に取り組む意欲をもつためには医療関係者が依存症を病気として説明し、回復のために自助グループに参加するように勧めます。自助グループに参加するとメンバーが依存をやめて明るく生きている姿を見ることができます。家族など周りの者が病気と病人への理解を深めて支援することを伝えます。依存を否認しなくてよい環境を用意することが動機を高めることになります。

(4) 家族への支援

家族への支援は回復率を大きく左右します。しかし、家族は、長年の苦労で被害者意識と自己憐憫(れんびん)を強めています。家族は、専門職の援助を受けて、病気や病人への理解を深め、依存症の人との間にできている悪循環を学習し、対応を変化させる必要があります。

家族の自助グループである断酒会の家族会、アラノン、家族の回復ステップ12（以上、アルコール依存症者の家族）、ナラノン（薬物依存症者の家族）、ギャマノン（ギャンブル依存症者の家族）に参加しつづけることは、依存症の回復を支援する力を得るとともに、家族自身が精神的に成長することにつながります。

(5) 社会の理解と協力

地域住民が、治療や自助グループに参加することで依存症は回復する病気であることを理解し、依存症の人の回復を支援することが期待されます。

(6) 時間

依存症は10年、20年かけて進行してきた病気です。その回復には順調にいっても数年の時間が必要です。その間に再発があっても、再発に学んで回復を進めることが必要です。

5 依存症の治療

　日本でアルコール依存症の専門治療が始まって55年になります。アルコール依存症以外の依存症に関しては専門的治療の場はほとんどありませんでした。ここ数年、依存症への関心が高まり、国は依存症治療拠点病院などを指定して、医療の充実に取り組みはじめました。しかし、アルコール依存症、薬物依存症、ギャンブル依存症に焦点を当てているにすぎず、窃盗、買い物、セックスなどのその他の依存症に対応できる医療機関は数えるほどです。

　依存症の治療には外来治療と入院治療があります。幻覚や妄想などの精神症状が重い場合や幻覚や妄想などの深刻な離脱症状が出ている場合、自傷行為・自殺や他人に危害を加える恐れがある場合、医療的環境で本人を守る必要がある場合には入院治療になります。精神症状も軽く、やめたいという動機が強い場合には外来治療の対象になります。

　依存症治療は診断、精神療法、薬物療法にくわえて次のような専門的な支援が用意されます。①病気や回復に関する知識と情報を提供し、それへの対処法を伝える教育講座や心理教育とよばれるプログラム、②動機づけ面接法や認知行動療法などの集団精神療法、③自助グループに導入するためのプログラム、④家族を支援する家族教室などです。

6 回復につながりやすい治療

　依存症はたんに隔離収容だけの治療では回復には結びつきません。依存症の回復につながりやすい治療やプログラムの必要性を理解して、医療機関を選ぶ必要があります。
・自助グループや回復支援施設に関しては、その回復に果たす役割

を理解して、治療のなかで参加を勧め、定着を支援します。そのために見学や紹介のメッセージを運んでもらい活用を支援します。
- 離脱期後の対応は、睡眠薬や不安薬などの処方薬を減らし、最終的には処方薬なしで暮らす方向に進めます。離脱期後に生じる急性離脱後症状に関する知識と情報を患者に提供し、長期にわたる回復への道筋を示し、支援します。
- 慢性の病気なので再発はあり得ることです。再発から学んで回復を進めるチャンスととらえます。
- 警察への自首や通報は本人の自主性に任せます。違法行為でも治療の機会ととらえ、自首や通報を治療の条件にはしません。
- 「依存症支援は家族支援から始まる」といわれるほど問題解決に大きな影響力をもつ家族に対して、個別相談や家族教室などのグループ援助を実施します。また、教育講座や心理教育を通じて、依存症が家族に与えているマイナスの影響について依存症の人に伝えます。

7 依存症に関連して起きる生活問題

　依存症は病気の進行に伴い、周囲の人たちを巻きこみさまざまな生活問題を発生させます。さまざまな生活問題の背後に依存症が潜んでいることがありますし、また、依存症の相談に対応するなかで支援を必要としている生活問題が発見されることもあります。

(1) 健康問題

　アルコール依存症は、肝臓病、膵臓病（すいぞう）、糖尿病などの内科疾患、うつ病、アルコール幻覚症、アルコール認知症など精神疾患を合併します。薬物依存症は、C型肝炎やエイズなどの感染症、脳萎縮やうつ病や覚せい剤精神病、大麻精神病などを発症します。ギャンブ

ル依存症は、アルコール依存症、不眠、うつ病、パニック障害などを合併します。

家族はストレスによるうつ病、不眠、パニック障害、自律神経失調症などで15～20％が精神科治療を必要としています。

(2) 経済問題・労働問題

依存症に伴い浪費、借金、多重債務などで経済的に困窮します。また、飲酒、薬物使用、ギャンブルにより怠業、遅刻、欠勤などを繰り返す結果、解雇・失業などの事態になり、収入の減少、不安定化につながります。アルコール依存症の人の家族の30％は経済的困窮を訴えています。また、薬物依存症の人は薬物使用をやめて心身の回復に時間がかかり、社会復帰や経済的な自立にはかなりの年月が必要とされます。

(3) 非行・犯罪

アルコール依存症は酔ったうえでの暴行、傷害、窃盗、飲酒運転などの犯罪、薬物依存症の場合は違法薬物の所持・使用・売買の薬物事犯、くわえて、薬物を使用したうえでの暴行・傷害、窃盗・恐喝などの犯罪が起きています。ギャンブル依存症の場合には窃盗、強盗、横領、詐欺、偽造などの財産犯での逮捕や矯正施設への入所が生じています。

(4) 事故・自殺

飲酒や薬物使用のうえでの転倒・転落、失火、交通事故など数々あります。アルコール・薬物・ギャンブル依存症の人たちは、自殺念慮においても自殺企図においても高い率を示しています。WHO（世界保健機関）は自殺の17％は依存症の人たちで占めると報告しています。日本では、1年間に約27,000人が自殺しています。そのうち約4,000人は依存症の人の自殺と考えられます。アルコール・薬物・ギャンブル依存症のなかで最も自殺率が低いとされているアル

コール依存症の場合でも、一般人口の5倍から7倍の自殺率といわれています。

(5) 家族問題と子どもの問題

依存症の人がいる家庭は怒りの渦のなかにあるといわれるほど家庭不和が日常化しています。家庭内暴力、虐待、その結果として、家出、別居、離婚などの家庭崩壊が起きます。その家庭で育つ子どもたちにも家庭内のストレスで不登校、引きこもり、うつ病などさまざまな問題が発生します。アルコール・薬物・ギャンブル問題のある家庭で育ち大人になった人たちは、アダルトチャイルドの問題（64頁参照）をかかえ、対人関係の障害やうつ・抑うつ、親機能の障害、強迫的・嗜癖的障害により、社会生活上の困難を体験しています。

Q2 アルコール依存症とはどんな病気ですか?

　日本の成人人口の約3％にあたる240万人が、1日に清酒5合以上を週に4、5日は飲酒する問題飲酒です。そのなかでアルコール依存症の人は約100万人です。

　アルコール依存症は、精神作用物質であるアルコールという薬物によって認知や感情や行動という精神の働きが障害される病気です。過剰な飲酒によって思考や判断に偏りやゆがみが生じ、感情や行動がコントロールできなくなる病気と定義されています。

1 なぜアルコール依存症になるのか

(1) アルコールは依存性薬物

　アルコールは依存性のある薬物で、飲酒を続けているとしらふでいるよりも酔っているほうが精神的に快適と感じる精神依存になります。精神依存の結果、飲酒の機会が増え、飲酒が繰り返されますとこれまでの分量では満足できる酔いが得られなくなる耐性ができます。耐性の結果、十分な酔いを求め酒量の増加や濃度の高いアルコール飲料が必要となります。濃度の高いアルコール飲料を大量に飲んでいますと、しらふでいるより酔っている状態が身体的に快適であるという身体依存ができます。そうなると、酒量を減らしたりやめたりすれば、嘔吐、発汗、不眠、下痢、手の震え、幻覚・妄想などの離脱症状や禁断症状がでます。

(2) 体質が関係

　日本人の多くは黄色人種で、人口の55％が飲酒しても赤くな

らずに、いくらでも飲酒できるアルコールに強い体質です。一方45％は飲酒すると赤くなり、無理に飲酒すると嘔吐し、頭痛がするというアルコールに弱い体質です。アルコール依存症になっている人の90％はアルコールに強い体質の人たちです。アルコールに強い体質なので大量飲酒が可能で、その結果アルコール依存症になったといえます。体質は遺伝が関係します。

(3) 過剰な飲酒が原因

男性では、20歳以後に飲酒を開始して、1日平均清酒3合の酒量で10年以上、女性では、20歳以後に飲酒を開始して、1日平均清酒3合の酒量で5年以上、未成年の男性の場合、1日平均清酒3合の酒量で3年以上飲酒すればアルコール依存症になっても不思議はないと考えられています。個人差はありますが過剰な飲酒が原因です。清酒1合は、ビール500ml、酎ハイ350ml、焼酎（25度）3分の2合に換算されます。

2 アルコール依存症の特徴

(1) 誰もがなる病気

アルコール依存症は、特定の性格や倫理観や人間性などは発病に関係していません。また、親の育て方や親子関係や配偶者の性格も発病には関係していません。職場のストレスや人間関係でなる病気でもありません。体質と過剰な飲酒によって、誰でもがなる病気です。

(2) 慢性の進行性の病気

飲酒をコントロールする脳の働きに故障が起き、この故障を修復できないために、飲酒のコントロールができない、完治や治癒のない慢性の病気です。何年飲酒をやめても飲酒をコントロールする力を取り戻すことはできません。

この病気は飲酒すればするほど進行します。平均的には飲酒を開始して、約10年経過したころから、飲酒した前夜の記憶が翌朝欠落するブラックアウトが出現します。また、二日酔いによる欠勤が始まり、一人酒が多くなります。20年経過した40歳前後で肝炎、膵炎、糖尿病などの内科治療が始まります。30年経過した50歳前後で離脱症状が出現してアルコール治療につながり、そのまま飲酒が続くと52、3歳で短い一生を終えます。

(3) 周囲の人々を巻きこむ病気

　1人のアルコール依存症の人の周りには「いっそ、死にたい」と思うほど、悩み苦しんでいる人が5人いるといわれています。20年、30年という長い飲酒生活で両親、配偶者、子ども、兄弟姉妹は巻きこまれ振り回され、疲労困憊しています。

　長い苦難の生活を生き抜くなかで家族自身もアルコール依存症からさまざまな影響を受けて自信を失い、飲酒する人への認知が偏り、感情や行動に障害が生じ、生きることに苦しみます。この家族の状態がアルコール依存症の回復や再発にマイナスの影響を与えます。

　また、親せきや近隣、職場の同僚や上司も巻きこまれ、振り回され、アルコール依存症に対する誤解や偏見を強めます。

(4) 飲酒の時間と量にコントロールを失う

　過剰な飲酒が続くと、飲酒の時間や量をコントロールする脳の機能が壊れて飲酒をコントロールできなくなります。飲めば飲むほどなお飲みたくなるという状態になります。適量を守って飲むことや節酒することはできません。しかし、完全にやめることはできます。飲酒を完全にやめると生活の支障の大半はなくなります。

3 アルコール依存症の人と家族の実態
（2008年の全国調査から）

　アルコール依存症の人の平均年齢は59歳、男性が90％でした。現在断酒中79％で、家族と同居83％でした。家計は稼働収入46％、年金46％、生活保護3％でした。家族が悩んでいるアルコール関連問題は心身の健康が60％、暴言・暴力37％、経済問題が30％でした。家族の平均年齢は60歳で配偶者が79％でした。現在でも家族の60％は本人におびえている、52％は本人を責めてしまうと答えています。

　GHQ12というストレスを測る尺度を用いますと、家族のストレス得点は4.1で高ストレスの状態です。一般市民のストレス得点は2～3点です。精神科治療を必要とする10点以上の家族が15％でした。

新久里浜式アルコール症スクリーニングテスト

アルコール依存症の可能性を確かめるテスト。質問の答えが「はい」の場合は質問番号に○を、「いいえ」の場合は×をつけ、判定する。

男性版（KAST-M）		女性版（KAST-F）
最近6カ月の間に、以下のようなことがありましたか？		
食事は1日3回、ほぼ規則的にとっている	1	酒を飲まないと寝付けないことが多い
糖尿病、肝臓病、または心臓病と診断され、その治療を受けたことがある	2	医師からアルコールを控えるようにと言われたことがある
酒を飲まないと寝付けないことが多い	3	せめて今日だけは酒を飲むまいと思っていても、つい飲んでしまうことが多い
二日酔いで仕事を休んだり、大事な約束を守らなかったりしたことがときどきある	4	酒の量を減らそうとしたり、酒をやめようと試みたことがある
酒をやめる必要性を感じたことがある	5	飲酒しながら、仕事、家事、育児をすることがある
酒を飲まなければいい人だとよく言われる	6	私のしていた仕事をまわりの人がするようになった
家族に隠すようにして酒を飲むことがある	7	酒を飲まなければいい人だとよく言われる
酒がきれたときに、汗が出たり、手が震えたり、いらいらや不眠など苦しいことがある	8	自分の飲酒についてうしろめたさを感じたことがある
朝酒や昼酒の経験が何度かある	9	
飲まないほうがよい生活を送れそうだと思う	10	

【判定】質問1は○が0点、×が1点。ほかはすべて○が1点、×が0点。
合計4点以上はアルコール依存症の疑いあり。
1〜3点は要注意。ただし質問1の1点のみなら正常。
0点の人は正常。

【判定】8問すべて○が1点、×が0点。
合計3点以上はアルコール依存症の疑いあり。
1〜2点は要注意。ただし質問6のみ1点の場合は正常。
0点の人は正常。

Q3 薬物依存症とはどんな病気ですか？

　薬物依存症は、アルコール依存症と同じ定義の病気です。覚せい剤、大麻、有機溶剤（シンナーやボンドなど）、ある種の処方薬・市販薬、危険ドラッグなどの精神作用物質である薬物によって、認知や感情や行動という人間の精神の働きが障害される病気です。

　依存性という薬物の働きで精神依存、耐性、身体依存ができ上がり、病気は進行し、やめたいと思いやめる決心をしても、やめつづけることが困難な病気です。困難ですが完全にやめることはできますし、それができれば生活の支障はなくなります。

1 薬物依存症の人と家族の実態

　薬物依存症の入院患者の調査では、男性が75％で、平均年齢26歳でした。薬物使用開始年齢は平均16歳で、最多使用開始年齢は14歳でした。最終学歴は中学校卒業が66％、高等学校卒業が17％、大学・専門学校卒業が17％でした。59％が無職でした。

　薬物依存症の人と家族の全国調査（2008年）の結果は、薬物依存症の人の平均年齢は32歳、男性が82％でした。使用薬物は覚せい剤51％、シンナー11％、処方薬9％、大麻8％でした。

　現在断薬中の人が52％、刑務所や施設などで断薬中の人が19％、薬物使用中の人は11％で残りは不明でした。逮捕の経験者は65％で、逮捕の平均回数は1.6回でした。

　家族の平均年齢は58歳で、親子関係が92％でした。生計費は家族の援助42％、自分の稼働収入37％、生活保護13％で、家族の1

カ月の平均援助額は 131,084 円でした。

GHQ12 という尺度を用いてストレスを測ると、家族のストレス得点は 4.5 で高ストレスの状態でした。精神科治療を必要とする 10 点以上の家族が 20%を占めていました。

2 なぜ薬物依存症になるのか

(1) 依存性をもつ精神作用物質の使用

覚せい剤、大麻、有機溶剤、モルヒネ、ある種の市販薬や処方薬、危険ドラッグは共通して依存性という働きをもっています。快感を求めたり、苦痛をまぎらわすために薬物を使用していると精神依存が生じます。精神依存により薬物使用を繰り返すと同じ量の同じ薬物ではこれまでと同じ効果が得られなくなる耐性ができます。耐性によりさらに大量に、より頻回に、より強い効果のある薬物を使用するようになり身体依存ができます。身体依存ができたら、薬物をやめたり減らしたりすると離脱症状が出ます。その苦痛を解消するためにさらに薬物を使用します。

また、これらの薬物は、使用する人の認知や感情や行動を障害します。考えや判断に偏りやゆがみが生じ、感情や行動をコントロールできなくなります。

(2) 自己治療仮説

薬物依存症は誰でもがなる病気といわれていますが、一概にそうとはいえません。近年、若くして薬物にはまり薬物依存症になった人たちを理解する概念として自己治療仮説が注目されています。

若者は好奇心や遊びで薬物を使用すると思われがちですが、発達障害、不安障害、強迫障害などの精神疾患をかかえた場合や劣等感が強く、人間関係が苦手で、孤独な性格傾向にある場合は生きづらさをかかえます。不安定な自尊感情、バランスの悪い感情の状態、

セルフケアの力が弱いなどの自己調整機能障害を背景にもっている場合にも、生きづらさをかかえます。このような若者が薬物に出合い、生きづらさが緩和され、開放感、陶酔感、高揚感を体験すると薬物にはまり、薬物使用を繰り返して依存症になるという仮説です。

　この説は薬物依存症患者だけでなく、若年でアルコールやギャンブルなどの依存対象に出合い依存症になった人たちにも適用されると考えられています。

(3) 機能不全家庭

　薬物依存症の原因が家族関係や親子関係にあるということではありません。アルコール問題、ギャンブル問題、不仲な両親などのために家庭が混乱し、家庭の役割を果たしていない家庭で育つ子どもは、安心や安全や安定を実感できないで、感情を抑圧し、人間不信に陥り、欲求不満や孤独をかかえます。この状態で薬物に出合うとはまりやすいと思われます。

(4) 社会環境

　以前に比べ依存性をもつ薬物の価格が安くなり、インターネットでの購入など入手が容易になりました。また、音楽関係者や俳優などの芸能人の薬物使用が派手に報道されることで薬物使用が若者文化のなかで１つのファッションとなり、憧れになっています。

薬物依存症のチェックリスト

薬物問題をもつ人の状態で当てはまる番号に○をつけましょう。

1 家の中で薬物を使うことがあった。
2 家の中から薬物や薬物の容器や薬物を使うための道具が出てきた。
3 薬物を買うためにうそをついたことがあった。
4 感情の起伏が激しく、人が変わったように感じることがあった。
5 薬物のことについて質問すると、不機嫌になることがあった。
6 薬物の問題で仕事を首になったり、職場を変えたりしたことがあった。
7 薬物を使った状態で、車やバイクの事故を起こしたことがあった。
8 薬物の問題で休学、退学したことがあった。
9 薬物を使った状態でケガをしたことがあった。
10 薬物を使って家の中または外で暴力を振るったことがあった。
11 薬物を使っているのが見つかっても開き直ることがあった。
12 薬物を買うために他人を脅したり、傷つけたことがあった。
13 薬物の使用で2回以上警察に補導または逮捕されたことがあった。
14 本人が作った借金の督促がきたことがあった。
15 薬物をやめることを条件に、金や援助を求めたことがあった。
16 薬物使用で身体的な問題が起き、医療機関を受診した。
17 ときどき意味不明のことを言い、行動がまとまらないことがあった。
18 薬物依存症、薬物中毒、中毒性精神病と診断されたことがあった。
19 薬物を使うのをやめさせるために入院させたことがあった。
20 薬物をやめさせるために本人に対して暴力を振るったことがあった。

○の数はいくつでしたか　　　　　　計　　　個

　○の数が　0個…………機会使用から習慣使用の初期の段階
　○の数が　1～4個……習慣使用から依存症の初期の段階
　○の数が　5個以上……乱用、依存症以上の段階

出典：西村直之ほか「薬物問題を持つ家族のための家族教室　6回シリーズ」アジア太平洋アディクション研究所（西川京子加工）

Q4 ギャンブル依存症とはどんな病気ですか?

　ギャンブルは金を賭けて金をもうけようとする行為で、競馬、競輪、競艇、マージャンなどの賭博とゲーム、宝くじ、株取引が含まれます。

　ギャンブル依存症は、ギャンブルへの強迫的欲求により、時間や賭け金のコントロールができない衝動制御の障害と定義されています。世界的には成人人口の約3％がかかる病気です。厚生労働省の調査は、日本は成人人口の4.8％、約500万人のギャンブル依存症の患者がいると報告しました。それは世界中のパチンコ、ゲームなどのギャンブルマシーンの約60％が日本に存在している結果と考えられます。日本ではパチンコやスロットは賭博ではなく遊戯とされていて規制の対象外ですが、日本のギャンブル依存症患者の約90％以上はパチンコやスロットによるものです。

1　ギャンブル依存症の診断基準

　次の10項目のうち5項目を満たすとギャンブル依存症と診断されます。

1　ギャンブルにとらわれている。仕事中でもギャンブルのことを考え、空想する。

2　興奮を得たいがために、賭け金の額を増やしてギャンブルをしたい欲求がある。

3　ギャンブルを抑える、減らす、やめるなどの努力を繰り返したが、成功しなかった。

4 ギャンブルを減らしたり、やめたりすると落ち着かなくなり、いらいらする。
5 問題から逃避する手段として、または不快な気分（無力感、罪悪感、不安、抑うつ）を解消する手段としてギャンブルをする。
6 ギャンブルで金をすった後、別の日にそれを取り戻すためにギャンブルをする。
7 ギャンブルへののめりこみを隠すために、家族、治療者などにうそをつく。
8 ギャンブルの資金を得るために偽造、詐欺、窃盗、横領などの非合法な行為を行う。
9 ギャンブルのために、重要な人間関係、仕事、教育などの機会を失ったことがある。
10 ギャンブルによる絶望的な経済状態を救うために、他人の金をあてにする。

2 ギャンブル依存症の発病に関連する要因

(1) ギャンブルによる快感と苦痛からの解放

　ギャンブルをすると人間の脳のある部位が活性化します。その部位は特定されています。ネズミの脳の同じ部位に電極の一端を埋め、もう一端にペダルをセットします。ペダルを刺激するとネズミの脳に電流が流れ電気刺激が伝わり、人間がギャンブルで得ている快感や苦痛からの解放と同様な刺激を体験します。脳に電気刺激を何回か受けたネズミは、自由にしますと電気刺激を求め水も飲まず餌も食べずにペダルを踏みつづけます。出産して間もない母親ネズミに同じように電極をセットしますと、母親ネズミは電気刺激に夢中になり、赤ちゃんネズミの世話もしないでペダルを踏みつづけるという動物実験の結果が出ています。パチンコ屋で缶コーヒーとた

ばこで食事もしないで12時間過ごすという行動や赤ちゃんを駐車場の車に残してパチンコ屋に入った母親が5時間後に車に戻ると赤ちゃんが熱射病で死んでいたという事故などが同様のことを示しています。ギャンブルから得る快感や苦痛からの解放という魅力は飲食や子育てという動物の本能を変えてしまうほど強力な魅力なのです。

(2) ギャンブル依存症の背景にある心理

ギャンブル依存症になっている人の心理的背景として次の項目が挙げられています。これらの項目から浮かび上がってくるのは心のよりどころがなく漂っている状態です。

- 日常生活に充足感や充実感が欠けている。
- 自分への肯定感がもてず、他者と比較して自分はダメだと思っている。
- いま仕事や学業に取り組んでいる自分は本当の自分ではない気がしている。
- 何を目標として生きるべきかを見失っている。
- 空虚、空白、憂うつな気分が続いている。

(3) ギャンブル依存症を下支えしているもの

ギャンブル依存症は個人の病気ととらえられがちですが、世界平均の発症率をはるかに超えるギャンブル依存症患者の存在は、日本社会が生み出している病理といえます。

世界中のギャンブルマシーンの60%が日本に存在しているという事実は、パチンコ・スロットを遊戯とみなして賭博の規制外に位置づけたギャンブルに対する国の無策を表しています。また、銀行や消費者金融のクレジットカードによる、多額な現金を安易に貸し出すシステムがギャンブル依存症の発病を下支えしています。さらに野放し状態のギャンブルのコマーシャルが射幸心をあおっていま

す。その結果としてのギャンブル依存症の発病が家庭崩壊、経済的破綻、犯罪などにつながっています。

3 ギャンブル依存症の進行

　ギャンブル依存症は慢性で進行性の病気です。ギャンブルをする時間や賭け金をコントロールする脳の機能が故障し、その故障を修復できません。自分ではギャンブルをコントロールできない慢性疾患なのです。そして、たびかさねてギャンブルをし、賭け金も増やしていく進行性の病気です。

　次のような過程で進行します。

①冒険のような勝利の段階、または逃避の段階

　娯楽としてのギャンブルからギャンブル依存症へと移行する段階です。1つのタイプはギャンブルによるぎりぎりの興奮を求めるアクションタイプで、ときどき大勝することがあります。もう1つのタイプはトラブルの生じた人間関係やその他の葛藤からの逃避のためにギャンブルをするタイプで、大勝ちすることはまずありません。

②敗北の段階

　負けが増え、負けを取り戻すために賭け金を増やして深追いをする段階です。上の2つのタイプに共通します。賭け金のために借金をし、借金は増え、返済と再融資、整理、書き換えが繰り返されます。家庭は不和となり、うそやごまかしが増え、詐欺行為で賭け金を工面します。仕事はギャンブルの賭け金を手に入れるための手段となり転職を繰り返し、最後ギャンブル関係の仕事に就くことになります。

③自暴自棄の段階

　借金の返済にとらわれ、自暴自棄になり、ギャンブルの賭け金は借金か盗んだ金になり、仕事どころではなくなり、仕事は借金の重

圧から逃れる手段となります。使い込みや横領をし、大きな負債をかかえ、ギャンブルをする金がなくなるとパニックになります。

　神経過敏になり、落ち着きなく、そわそわとし、普通に振るまえなくなります。さらに、不眠になり、抑うつ状態になり、自殺を考え、どん底となります。そして、残された道は自殺か、刑務所か、失踪か、GAに参加して回復を進めるか、となります。

4 ギャンブル依存症の人と家族の実態
（森山成彬：100人の実態調査、2008）

　ギャンブル依存症の人の92％は男性、平均年齢は39歳、学歴は大学卒以上が42％でした。ギャンブル開始平均年齢は20.2歳、借金開始年齢は27.8歳でした。ギャンブルの種類はパチンコとスロットのみ82％、パチンコとスロット以外のギャンブルのみは4％。14％はパチンコとスロットにくわえて競馬・競輪などの賭博です。違法な私設カジノ、ルーレット、バカラ賭博、サイコロ賭博、花札賭博などは全体の7％でした。1日の賭け金の最高額は1～10万円未満が59％、10～100万円未満が32％でした。1日で100万円以上をつぎこんだギャンブルは私設カジノ、バカラ賭博などの違法なギャンブルでした。これまでに平均1,293万円をギャンブルにつぎこみ、現在、平均595万円の借金をかかえており、債務整理経験者が28％でした。本人の合併症はうつ病17％、アルコール依存症5％でした。

　現在、65％が婚姻状態で、妻の15.3％がうつ病、パニック障害で精神科受療中でした。

5 ギャンブル依存症の特徴的な認知

　ギャンブル依存症の人には次のような認知の障害がみられます。
・ギャンブルは金を稼ぐてっとりばやい方法だ。

- ギャンブルに熱心な人は、頭がいい。
- ギャンブルの金は借りてもよい。
- 多額の金を賭ける人は尊敬に値する。
- 高い贈り物をすれば、過去は償える。
- ギャンブルのための盗みは、本当の盗みではない。
- 事態が悪化すれば、誰かがしりぬぐいしてくれる。
- 自分はギャンブルをやめられない。
- 自殺すれば問題は片づく。

ギャンブル依存症スクリーニングテスト

　このチェックリストは北海道立精神保健福祉センターの田辺等先生が日本の実情に合わせて作成された自己診断チェックリストです。

　ギャンブルに関する10の質問
　(当てはまる番号に○をつけてください)
1　ギャンブルのことを考えて仕事が手につかなくなることがある。
2　自由なお金があると、まず第1にギャンブルのことが頭に浮かぶ。
3　ギャンブルに行けないことでイライラし、怒りっぽくなることがある。
4　一文なしになるまでギャンブルをしつづけることがある。
5　ギャンブルを減らそう、やめようと努力してみたが、結局ダメだった。
6　家族にうそを言って、ギャンブルをすることがしばしばある。
7　ギャンブルをする場所に、知りあいや友人はいないほうがよい。
8　20万円以上の借金を5回以上したことがある、あるいは総額50万円以上の借金をしたことがあるのにギャンブルを続けている。
9　支払い予定の金を流用したり、財産を勝手に換金してギャンブルに当てこんだことがある。
10　家族に泣かれたり、かたく約束させられたことが二度以上ある。

○が5個以上ある人……ギャンブル依存症の可能性がきわめて高いです。ぜひ、早期の治療を受けましょう。「病気」だから治すことができます。
○が3個以上ある人……ギャンブルの楽しみ方をいま一度見直してください。

　　　　　　　　　　(参考文献：田辺等『ギャンブル依存症』NHK出版、2002年)

Q5 回復に必要な依存症の自助グループとは何ですか?

　現在、心臓病やがんなどの病気や身体障害、精神障害などの障害、シングルマザーや犯罪被害者などの境遇を共通とする人たちの自助グループが数多く存在します。

　依存症の人の自助グループは、アルコール依存症のAA（Alcoholics Anonymous）から始まっています。

1 自助グループとは

(1) 自助グループ（セルフヘルプグループ）とは

　ある問題を自分のこととして引き受けた人たちが集まり、そのなかで自分の問題について正直に、率直に語り、仲間の話を素直に聞くことを通じて問題解決に努力するグループです。そこでは「言いっぱなし、聞きっぱなし」が原則で、誰もアドバイスやコメントはしませんが、仲間の話から自ら学びます。

(2) 自助グループの定義

　自助グループは共通の問題をもつ人がメンバーとしてグループに関わっています。専門家の関与は皆無かわずかのもので、メンバーが主人公です。労働組合や投資家の会のように経済的な利潤を追求する団体ではありません。依存をやめるという自己変革や社会をよくするという社会変革が目的の会で、メンバーは対等で平等です。

2 | 依存症の自助グループ

①アルコール依存症の自助グループ

- 断酒会は1958年に高知県と東京で始まり、1963年には「全日本断酒連盟」という全国組織が発足しました。全国約600の断酒会に約7,500人の会員がいます。アルコール依存症の女性たちのアメジストの会、単身者のシングルの会、身体障害をもつ人たちの虹の会、断酒会会員の家族をメンバーとする家族会などのグループがあります。

- AAは、1935年、米国で活動が開始されました。全世界200カ国以上で活動を展開しています。日本では1975年に活動が始まり、現在、全国に約7,000人のメンバーが参加しています。レディース・ミーティング、ヤング・ミーティングなどのサブグループも活動しています。

1950年代初め、AAメンバーの家族や友人がAl-Anon（アラノン）の活動を始めました。1957年には10代のアルコール家庭の子どもの自助グループ、アラティーンが、1980年代にはアルコール家庭で育ち大人になった人のアダルトチャイルドの会の活動が始まりました。日本では、1980年にアラノンの活動が開始され、その後アラノンから分かれた「家族の回復ステップ12」の活動が展開されています。

②薬物依存症の自助グループ

薬物依存症の自助グループ、NA（Narcotics Anonymous）は、1950年前後にAAから分かれて、活動を始めました。日本でのNAの活動は、1980年に開始され、現在都市部を中心にミーティングが開かれています。薬物依存症の人の家族の自助グループ、ナラノン（Nar-Anon）は、1971年にアラノンから分かれて活動を始め

ました。1989年に、日本でナラノンの活動が始まりました。

③ギャンブル依存症と自助グループ

ギャンブル依存症の自助グループ、GA（Gamblers Anonymous）は1957年に活動を始めました。ギャンブル依存症の人の家族や友人の自助グループ、ギャマノン（Gam-Anon）は、1960年に米国で活動が始まりました。日本ではGAは1989年に、ギャマノンは1991年に活動が始まりました。

3 自助グループから得るもの（カッツによる）

自助グループに参加することで依存症という病気を受け入れることができ、その認識の変化が依存症に対する感情や行動の変化になります。また、自助グループに参加することで、やめる方法ややめた後の生活の仕方を学び、それが回復へのエネルギーを高めます。

依存症になると、信頼を失い、家族からも見放されて孤独な状態になります。自助グループに参加して、体験を語り、聞くなかで受け入れられ、理解され、孤独から解放され、自信を取り戻します。自助グループは例会やミーティング以外にスポーツやバーベキューや合宿などのイベントを開いています。そこに参加することで、友情や連帯が生まれます。

4 自助グループ参加の留意点

自助グループへの継続した参加については、続けて5、6回参加してから判断しましょう。最初の1、2回の参加で結論を出すのは早すぎます。

時間に余裕をもって参加して、あいさつをする、会場準備を手伝う、会が終わると片づけを手伝うなど自分から会にとけこむ努力をしましょう。メンバーの話を聞くなかで目標とする人を見つけて、

「いろいろと相談に乗ってほしい」と話しかけてみましょう。短くてよいので、自分の依存症の体験を話しましょう。休むときにはあらかじめ仲間に連絡を入れるようにしましょう。所属やホームグループを決めてメンバーとしての役割を果たしましょう。

Q6 依存症の再発やスリップを どう防げばよいのでしょうか?

「依存症は再発を特徴とする」と定義されているように、慢性の病気ですから再発は珍しいことではありません。

依存をやめた人が依存していた当時と同じような考え方や行動をするようになり、否定的で悲観的な感情がたまった状態になることを再発といいます。その再発を放置していると再飲酒や薬物の再使用やギャンブルの再開というスリップになります。再発は即スリップではなく、再発に気づきストップをかけることができればスリップは防げます。再発は回復過程のなかで起きるスリップの助走であり、それに気づいてスリップを防ぐのに認知行動療法が役立つといわれています。

不幸にもスリップした場合には、その状態を長引かせないこととスリップから学んで回復を進める糧にすると考えて、前向きにとらえることが大切です。

1 再発の関連要因

再発は、次のような身体的、精神的、社会的要因が引き金となって起きると考えられています。

(1) 身体的要因
①依存をやめた後は、疲れやすく、疲れが取れにくい状態です。
②これまでの不摂生もあり、やめた後、かぜ、歯痛、腰痛などの不調が生じます。

(2) 精神的要因
①やめて3〜6カ月たつと、やめる必要性への自覚が薄れます。
②やめた後、うつ状態になり、依存に戻りたくなります。
③不眠やイライラ感で睡眠薬や安定剤を使用し、依存に戻ります。

(3) 社会的要因
①退院、転居、就労などの環境の変化で依存に戻りたくなります。
②家族関係からくる不満や葛藤で、依存への欲求が生じます。
③異性関係やギャンブルによる興奮や情緒の乱れから依存への欲求が出ます。
④災害や事故に遭遇した場合、その動揺をしずめるために依存したくなります。

2 再発に関係する急性離脱後症状とその対応

近年、急性離脱期以後に発生する急性離脱後症状が再発に大きく関連し、それに適切に対処することが再発の防止になると考えられています。急性離脱後症状は、依存による神経系の障害と依存をやめた心理的・社会的ストレスによるもので、75〜90％の人が経験しており、急性離脱直後から発生し6カ月目で頂点になり、その後2年前後で回復すると考えられています。

(1) 具体的な急性離脱後症状
①思考プロセスの障害：脳の働きにムラがあり、かたくなで、くどい思考になります。
②情動障害：感情に過剰な反応や過小な反応がみられ、状況に適した感情をもてません。
③記憶障害：短期記憶の障害、さらにストレスのある昔の出来事を思い出せません。
④睡眠障害：不快な夢、不眠や過眠がみられます。

⑤身体的協働性の問題：疲れやすい、体のバランスが悪い、反応が鈍いなどです。
⑥ストレス感受性：ストレスを認識できなかったり、過剰に反応したりします。

(2) 急性離脱後症状への対応
①回復のプロセスで急性離脱後症状に関する知識を得て、対応を学びましょう。
②急性離脱後症状の鎮静化には、急性離脱後症状について自由に話すことが役立ちます。
③バランスのとれた栄養、適度な運動、レクリエーションなどに取り組みましょう。
④自助グループに定期的参加し、目標となる友達をもち、仲間に奉仕しましょう。

3 再発の特徴

依存していたころと同様の以下のような思考や行動や感情の状態が再発です。

(1) 依存症的思考
①「明日からやめればよい」「その気になればいつでもやめられる」
②「自分はコントロールできている」「他の人ほどひどくない」
③「やめることは無理だ」「やめたからといってなにもよいことはない」

(2) 依存症的行動
①余分な金を持つ。
②酒席、酒場、売人のいる街角、ギャンブルの場所などに近づく。
③不規則な生活、働き過ぎ

(3) 感情のうっ積

①不安、劣等感、孤独
②怒り、恨み、ねたみ、憎しみ
③退屈、淋しい、むなしい

4 再発に気がついたときの対処

　再発は依存症の人よりも多くは家族が先に気がつきます。依存への欲求が出ているので依存症の人はイライラと落ち着きがなく、その影響を受けて家族も不安と不信を高め、冷静さを失いがちです。この状態のときに依存症の人と家族だけでこの件を話し合うのはむずかしいといえます。依存症の人が信頼している主治医やソーシャルワーカーや相談員や自助グループの仲間に本人と共に会い、家族から見た最近の状態とそれへの不安を正直に話し、「心配のしすぎかもしれないのですが……」と相談しましょう。

　依存をやめたことによって生じている生活のよい変化や家族としての喜びを依存症の人に積極的に伝えましょう。

5 再発を防ぐために

　再発を防ぐために、依存症の人は、再発の可能性が常にあることを自覚して自己観察を怠らないことです。

　再発にストップをかけるためには、依存をやめるための基本であるHALT（ハルト）（Hunger：空腹、Anger：怒り、Loneliness：独りぼっち、Tiredness：疲れすぎ）に注意し、避けるための行動をとる必要があります。

　また、自分自身の依存への引き金について復習して、それらを避ける方法や避けられない場合にはどのように乗り越えるかを主治医や支援者に相談する必要があります。

最も重要なことは回復のための基本である治療の継続、自助グループへの参加を確実に実行することです。自助グループで体験を話すことで仲間とのつながりが強められます。

　依存をやめ回復を進める間に、家族との関係を改善し、主治医やソーシャルワーカーや支援者と信頼関係を築くことが再発やスリップを防ぐことになります。

6 スリップへの対応

　スリップにより依存症の人はショックを受け、自信やプライドを失います。回復を応援してくれていた主治医、自助グループの仲間、家族、相談員やソーシャルワーカーを裏切ったと後悔し、自分を責めています。

　スリップは病気の回復が挫折したわけですから、家族が依存症の人を批判したり、非難したり、責めることはマイナスに作用します。感情的にならずに、依存症の人の恥じる思い、悔やむ思いを受けとめましょう。これまでの依存を断つ努力を認め、家族はそれを喜んでいたことを伝え、主治医や自助グループの仲間に正直に話し、再出発しようと励まし、その人たちに一緒に会いに行きましょう。家族は回復に協力することをあらためて伝え、「今日一日」をモットーに再出発しましょう。

　依存症の人は、「これでやめるから、スリップは主治医にも自助グループの仲間にも内緒にしたい」と言うかもしれません。しかし、「回復に必要な正直になる勇気をあなたはもっていると信じている」と伝え、待ちましょう。

　スリップから立ち直りはじめたところで、スリップの引き金、そのプロセス、今後の回復のために変化を必要としていることなどを主治医と共に整理し、今後の生活に生かしましょう。

II
依存症問題への家族の取り組み

Q7 なぜ家族は、依存症の回復に取り組まなければいけないのでしょうか？

「依存症問題解決の鍵は家族が握る」「依存症問題解決は家族支援から始まる」と、依存症では家族の協力が強調されています。

どのような病気でも、家族の1人が病気になると、その回復のために家族が協力するのは自然なことです。しかし、依存症は、あえてそれを言葉にして強調する必要があるほど、家族が協力するのがむずかしい病気なのです。

1 依存症の人の家族研究の結果

欧米の研究は、依存症治療に家族の絆や家族の参加が回復に貢献すると報告しています。

（1）夫婦の絆に関するオルフォードらの研究

アルコール依存症で入院する夫とその妻の調査を行い、その1年予後の調査をしました。夫婦の絆が弱いと回復率が低く、絆の弱い夫婦にはアルコール依存症の治療と同時に妻への援助が必要なことが明らかになりました。絆の弱い夫婦の共通項は夫への妻の嫌悪感でした。この嫌悪感の背景にあるのは、これまでの結婚生活の苦難へのとらわれと夫に対する認知のゆがみと将来への悲観とあきらめでした。家庭生活への夫の参加、夫への妻の認知の修正、互いに愛情表現を行う、一緒に行動するなどの夫婦の相互性を立て直す援助が必要と提案されました。

（2）依存症治療に家族が参加したエウインらの調査の結果

夫がアルコール依存症で外来治療を受けているとき、家族も並行

してグループ援助を受けた場合には、治療中断率が低く、3年予後の回復率は高く、家族関係の改善が大きいことが報告されました。

2 家族が依存症の回復に取り組むことで得るもの

依存症からの回復を必要とする本人の取り組みに、協力というかたちで家族に負担を求められることに納得ができない思いが家族にはあると察します。

(1) 依存症から本人が回復する

長年の家庭の混乱の原因は、依存症による本人の認知や感情、行動の障害でした。

依存症は家族を巻きこみます。本人が依存症から回復しないかぎりは、これまでと同様の不幸が続きます。「家が火事です。みんなで協力して消火しましょう」です。

(2) 家族が受けた影響から立ち直る

依存症問題をかかえた長年の生活で家族はマイナスの影響を受けました。否定的感情や被害感を強め、自己憐憫に陥っていました。また、認知にも偏りが生じ、感情のコントロールもむずかしく、自信を失い、孤独を感じていました。この状態から抜け出すには、依存症の回復に取り組むプロセスで、家族自身が自分を問い直し自分を取り戻す作業を、同じ立場の家族のなかで進めるのが役に立ちます。

3 家族機能の回復

依存症問題をかかえた生活で家族間の情緒的つながりはバラバラになり、家族としてのまとまりが失われました。この家族機能の失われた状態は家族一人ひとりにとり、満たされない不幸な状態です。依存症の回復に本人と家族が共に取り組むなかで互いの理解が

進み、家族の現状への認識も深まり、一緒に行動することで関係の改善が期待できます。

　この本のⅣ章の家族からのメッセージをお読みください。依存症問題による混乱と苦難を経験した家族が、その経験を糧にして新たな人生を手にしておられます。

Q8 家族がおかれている状況とは? また、家族の新たな取り組みとは何でしょうか?

　依存症問題をかかえた家族は、長期にわたって苦しんできました。解決を願っていろいろと取り組みましたが、解決にはつながりませんでした。ますます問題は深刻になり、先がまったく見えない状態で月日を重ねてきました。

　約30年前、依存症者の家族研究から、依存症問題解決への家族の新たな取り組みが提案され、それに沿った家族支援が行われるようになりました。

1　依存症問題をかかえた家族がおかれている状況

(1) 知識の不足による誤解と偏見

　家族には、依存症という病気に関する知識がありませんでした。同じ失敗を繰り返して問題を起こす人を「意志の弱い人」「倫理観が欠けている」「無責任な人」と理解して、批判し、非難し、嫌悪し、怒りを強めていました。その結果、依存症の人と家族の関係は険悪なものになっていました。家族だけでなく、社会も依存症という病気に関しては無知でした。

(2) 昼夜に及ぶ日常的なストレス

　依存症の人と深い関係にある家族は、依存症に巻きこまれ、振り回され、本人の状態に一喜一憂して暮らしてきました。健康を心配し、暴言・暴力を恐れ、借金を恐れ、いつ何時、どのような問題が起きるのか予想できないなかで不安と心配をかかえ、ストレスをためていました。家族のストレス得点は高く、15〜20％の家族は不

眠、うつ病、不安障害、パニック障害などで精神科の治療を受ける状態にありました。

(3) 社会からの役割期待と家族の責任感

社会の人は「依存症の人が他人や社会に迷惑をかけないように、家族は監督すべきだ」と言います。家族はその言葉を受け入れて家族の責任を痛感します。そして家族の力で依存症をコントロールしてやめさせようとしました。しかし、依存症の人はやめず、依存症問題を繰り返し起こします。家族は仕方なく後始末をし、代わって解決し、代わって責任を取りました。その結果、依存症の人は起きた問題に直面することもなく、その問題を自覚することもなく、問題解決への責任を取ることもなく過ぎてきました。依存症の人が起こした問題の後始末に追われる家族は、本人の無責任に対する怒りを強めました。

(4) 親族や地域社会からの孤立

借金、暴言・暴力、救急車の利用などの依存症に関わる問題が繰り返されますと、家族は親戚、近隣、社会に迷惑をかけたことを恥じ、世間体も考えて交流を避け、社会から孤立します。また、不幸な家庭生活をみじめに思い、友人や同僚とも交わろうとしなくなります。社会から孤立していると必要な情報も支援の手も届くことがありませんでした。

(5) 社会的支援の不足

依存症問題をもつ家族を支援する社会的資源は乏しく、そのうえどこに相談すればどのような支援が受けられるのかという情報が周知されていませんでした。

2 家族が陥っている状態

依存症問題をかかえると家族は次のような思考や感情や行動を示

します。

①家族の関心は依存症の人に集中し、巻きこまれ、振り回され、一喜一憂する。
②家族の力でコントロールして依存をやめさせようと考え、努力する。
③依存症によって起きた問題を、本人に代わって後始末をし、解決し、責任を取る。
④依存症の人に対して不信、怒り、嫌悪を強め、批判し、非難し、攻撃する。
⑤不安、失望、孤独、あきらめのなかで被害者意識を強め、自己憐憫に陥る。
⑥自信を失い、完全主義になり、自己評価が低くなり、社会生活から引きこもる。

3 依存症問題維持連鎖

　依存症問題をかかえた家族は、長年、悩み、苦しんでいるのに、問題が解決しないのはなぜかという研究が1970年代後半に、欧米で行われました。その結果、依存症問題が解決しないのは家族の努力が足りないからではなく、問題解決の方法について家族が常識的に判断していることとそれに基づく常識的な対応が問題を持続する連鎖になっていることが判明しました。依存症問題の解決に対する判断と対応を逆転しないかぎり、問題の解決はないということです。

　これまで家族は、万策尽き果て、家族の力でコントロールしてやめさせるしか方法がないと判断していました。そして、依存をやめさせるために監視し、世話を焼き、干渉し、コントロールしてきました。依存症の人が問題を起こすと、家族は代わって後始末し、解決し、責任を取りました。その後、家族は本人を説教し、批判し、

非難し、攻撃しました。

このような家族の対応に本人は強く反発し、心を閉ざし、ますます依存して問題を起こしました。これを依存症問題維持連鎖といい、この悪循環を解消し、新たな判断とそれに基づく対応が問題解決には必要とされるのです。

4 依存症問題維持連鎖を解消する新たな判断と対応

(1) 問題解決への新たな判断

家族は依存症維持連鎖を学習して、依存症は誰かがコントロールして依存をやめさせることができる病気ではないことを知りました。家族にも主治医にも自助グループの仲間にも、依存をやめさせる力はないことを認めざるを得ません。では、依存をやめるには誰のどのような力が働く必要があるのでしょうか。

依存症の人は、「死ぬほど依存を続けたい」と思う一方で、「死ぬほど依存をやめたい」「やめて、立ち直りたい」と願う健康な心、自然治癒力、復元力（リジリアンス）をもっています。それが回復の動機であり、回復へと進むエネルギーになります。そして、その力が強められ発揮されるように対応することが必要です。

(2) 家族の新しい対応

回復の力をもつ主人公として、本人を信頼し、自分の言動に責任を取る人として尊重し、家族は次のような対応によって、対等で温かい家族関係を作ることです。

①健康な距離をとって、問題に巻きこまれない、振り回されない。
②本人に対して干渉しない、世話を焼かない、コントロールしない。
③病気であると本人を理解し、不安、怒り、恨み、被害者意識、自己憐憫から抜け出す努力をする。

④依存症問題の後始末をしない、解決しないことで、依存症の人が問題に直面する機会にする。

⑤依存症の人を責めない、批判しない、非難しない、攻撃をしない。

⑥素直に正直に家族自身を表現し、依存症の人を受け入れ、誠実な人間関係を作る。

⑦家族は自分自身に関心を向け、娯楽や休養を生活に取り入れ自分自身を取り戻す。

依存症の人は、依存症という病気になったことには責任はありませんが、その結果、家族をはじめ周囲の人たちに迷惑をかけたことには責任があり、関係修復に努力し、回復に責任をもって取り組むことが期待されます。

5 家族が新しい取り組みを継続するために

(1) 専門家の援助を受け、知識と情報を得て適切な対応を学ぶ

依存症という病気、病人の心理、依存症問題から家族や子どもが受けている影響に関する知識と情報を学び、依存症の人と新しい関係を作るために学び、支援を受けつづけましょう。

(2) 援助グループや自助グループに参加して、他の家族の体験から学び、交流する

依存症の専門職が行う「家族教室」や「家族ミーティング」などの援助グループや家族の自助グループ（家族会、アラノン、家族の回復ステップ12、ナラノン、ギャマノン）に参加し、同じ立場の家族と交流し、共感し、学び、孤独から解放されましょう。

(3) 依存症の人の自助グループに参加して、病気や病人への理解を深める

家族は、依存症の人の自助グループである断酒会の例会、AA、

NA、GAのオープンミーティング（依存症以外の人も参加できる）に参加して、依存症の人の話を聴き、理解を深め、回復への希望をもちつづけましょう。

（4）楽しみや遊びや休養を

　家族は、長年の依存症問題をかかえた生活で疲労困憊していました。依存症問題解決の道は長丁場です。息抜きをし、休養を取りながら、自分を大切にする時間をもちましょう。

Q9 家族は何から始めればよいのでしょうか?

1 専門職の援助を継続して受ける

　依存症問題の解決は、家族が問題を１人で抱え込んでいた状態をぬけだし外部に援助を求めることからスタートします。家族は、各都道府県の精神保健福祉センターや保健所、依存症関係の医療機関に相談し、今後の対応について継続した支援を受けましょう。多くの相談機関や医療機関では、「家族相談」を受けつけ、また、「家族教室」や「家族ミーティング」などグループ援助を提供しています。積極的に活用しましょう。

2 家族の自助グループに参加する

　家族の自助グループとしては、断酒会の家族会、アラノン、家族の回復ステップ12、ナラノン、ギャマノンなどがあります。そこには、同じ依存症問題をかかえた家族が集まっており、悩みや苦しみを語り、他の人の話に耳を傾けています。あなたの発言は受けとめられ、理解され、共感されます。続けて参加して、孤独から解放され、回復への希望と力を得ましょう。少なくとも週１回は継続して参加することを勧めます。

　家族は、依存症の人が依存をやめることのみを考えがちですが、自助グループでは家族が自分自身を問い直し、依存症から受けたマイナスの影響に気づき、自分を変えるために取り組んでいます。家族が変わると、少し遅れて依存症の人が変わります。

3 依存症の人の自助グループに参加する

依存症の人の自助グループには断酒会、AA、NA、GAなどがあります。家族は、断酒会の例会やAA、NA、GAのオープンミーティングに参加して依存症の人の話に耳を傾けましょう。依存症の人が「死ぬほどやめたくて、死ぬほど続けたい」状態にあると聞いても、それを信じることができません。ミーティングで依存症の人たちの話を聴きつづけることで、理解が深まり、信頼できるようになります。

4 依存症の人に、新しい取り組みを伝える

専門職に相談後、早い時期に依存症の人がしらふでいるタイミングで、次のことを伝えましょう。

「1人で悩んでいたのでは解決しないと思って、専門職に相談してみました。専門職は親身に話を聴いてくれたので、相談してよかったと思っています」と。

「あなたは依存症という病気なのではないかということでした。治療を受けて、やめたいと思う人たちが集まっている自助グループに参加するとやめることができると教えてもらいました。あなたに治療や自助グループにつながってほしいと思っています」と。

「依存症から回復するのを支援する力をつけるために、私は続けて支援を受けて勉強してみます。これまで、私がしてきたことにはたくさん間違いがあり、あなたを傷つけてきたと反省しています。その1つは、あなたが起こした問題を私が後始末してきたことです。これからは、起こした問題はあなたに解決してもらうことにします」と。

多くの場合、依存症の人は受診や自助グループの参加を拒否しま

す。焦る必要はありません。家族が専門職の援助を受け、家族の自助グループに参加して、依存症の人への家族の認知や感情や行動が変わると、依存症の人の行動に変化が生じます。相手を変えようとするのではなく、家族自身の認知や感情や行動を改善することに力を注ぎましょう。

5 | 依存症問題が起きた後、依存症の人に治療や自助グループを勧める

依存が続いていますと、けがをする、入院する、借金が発覚する、警察に保護されるなどの問題が起きます。問題が起きた直後、依存症の人も事態を認め、後悔し、落ち込みます。そのときが治療や自助グループを勧めるチャンスです。

たとえば、「思い切って診察を受けてみませんか。あなたならやめられると思うわ。一緒に受診しましょう」と誘い、本人が承諾したときには、受診の予約をとり、受診に同行しましょう。

また、「あなたがやめたいと思っているのはわかっているわ。明日、近所で自助グループのミーティングが開かれるけど、一緒に行ってみませんか。以前、私が1人で参加したとき、みなさん親切で、温かく迎えてもらったの。また来てくださいと言ってくれたわ」と誘ってみましょう。

6 | 治療や自助グループに参加しているのに、再発を繰り返すとき

治療を受け自助グループにも参加すると、これで回復にむけて一直線に進むと思いがちですが、そうはならない場合も多いのです。依存をやめたいと思い、やめる努力をしていても、慢性の病気ですから、再発はつきものです。一瞬の油断が再発につながる厳しい病気です。依存症の回復には順調に行っても数年の時間が必要とされています。その間に再発は繰り返されます。再発は防ぐにこしたこ

とはありませんが、たとえ再発しても、それにより再発の前兆やきっかけを把握し、次の再発を防ぐのに役立てて回復を進めるという前向きな考えが必要とされます。

　治療を受け自助グループに参加しながら再発を繰り返していると、家族は、「依存症の人の性格や人間性の問題ではないか」、あるいは「やめる気がないのではないか」と疑い、不安や怒りが出てきます。しかし、通院し自助グループに参加を続けていることは、「回復しなければ」という思いを示しています。回復までに必要な時間は一人ひとり異なります。それは「桃栗３年、柿８年」と共通するもので、待つ時期なのでしょう。

　ただ、依存症の人も家族も、マンネリ化していないかを問い直し、新しい活動を加える、活動範囲を広げるなどの変化を取り入れる時期かもしれません。また、家族は依存をやめることに関心を集中しがちですが、自分自身に目を向け、カウンセリングを受ける、別の家族支援のグループに参加してみる、依存症の人と一緒に行動する機会を増やすことなどもよい変化につながるかもしれません。

Q10 どのようなコミュニケーションで家族関係は改善するのでしょうか?

　依存症問題をかかえた家庭は怒りの渦のなかにあるといわれています。依存症の人は不機嫌で怒りっぽく、攻撃的です。また、家族も不機嫌で苛立ちやすく、感情的です。この状態を改善することは依存症の回復にも再発の防止にも、依存症の人と家族の心穏やかな生活のためにも必要なことです。

　コミュニケーションの語源はラテン語で「わかちあう」「共通のものをもつ」という意味で、心がふれあい、通じあい、1つになるという血の通いあった関係性を意味します。

　よい人間関係を作り保つためには、相互に相手への理解を深め、相手を受け入れ、自分を正直に率直に表現する意識的な努力が必要です。それには多様性を受け入れる寛容さと思いやりというやさしさが期待されます。

1 依存症の人の心理と家族の心理

　依存症問題をもつと、「依存症の人は加害者、家族は被害者」ととらえられがちですが、果たしてそうでしょうか。両者の心理状態を比べてみましょう（表A参照）。

表A

心理	依存症の人の心理状態	依存症家族の心理状態
否認	依存症ではない。依存をやめさえすれば問題はない。	依存は病気ではない。依存症ではない。私には何の問題もない。
自己嫌悪罪悪感	自分が許せない。消えたい。すべて自分が悪い。死んで償いたい。	こんな私ではなかったのに。私との結婚で依存症になった。
無力感	依存をやめることはできない。依存をやめては生きていけない。	依存をやめさせることはできない。私は何の役にも立たない。
絶望感	私が生きていることは迷惑なのだ。残された道は死ぬこと。	残された道はない。何をしても無駄。
被害感	酒が悪い。親の育て方が悪かった。妻が冷たい。上司に理解がない。	大酒飲みに育てた親が悪い。飲み友達が悪い。酒を飲む人が悪い。

　以上の一覧表から、依存症の人も家族も、つらい心理状態で生きていることは確かです。その理解に立って関係改善を考えましょう。

2 依存症家庭におけるコミュニケーションの特徴

　依存症問題をもった家族は、つながりやまとまりを失い、お互いに不安と不信を強めた状態でコミュニケーションをしています。
①相手を無視し、拒否し、コミュニケーションを受けつけない。
②批判や非難の応酬で、前向きな感情を伴わないコミュニケーションが多い。
③相手の反応が予測できず、不信や不安で話せないでいる。
④相手への嫌悪と被害感から、話しあう前から非難がましい態度や言葉になる。

⑤相手をコントロールしたい気持ちで、決めつけや指図が多くなる。

3 アルコール依存症家庭の夫婦のコミュニケーションの研究（立木茂雄、1992）

①会話は友好的な調子で
相手がたとえ否定的な口調であっても、あなたから友好的に話しかけましょう。

②相手の気持ちを肯定的に受けとめる
相手の話にじっくり耳を傾け、相手の感情や意見を尊重する態度を示しましょう。

③相手の行動を肯定的に察して信頼を示す
たとえ、相手の考えや行動が予期しがたいものでも、基本的に信頼を示しましょう。

④相手の面目が立つ具体的な解決策に議論を絞る
相手の気持ちを汲み、具体的な解決策に議論を絞り、相手を立てましょう。

4 コミュニケーションの失敗の原因、成功の秘訣

近年、行動療法のロバート・メイヤーズ先生の「CRAFT（クラフト）」は、家族のコミュニケーションに貴重な教示を与えてくれています。それを伝えます。

家庭生活は、同じパターンのコミュニケーションに陥りがちです。コミュニケーションパターンが、2人の関係にプラスに作用しているかマイナスに作用しているかを判断してみましょう。心を通じあわせるためにマイナスに作用しているものがありますか。表Bのなかから自分に当てはまる項目を2、3選んで、それを右側の成功の秘訣を参考に変えるよう試みてみましょう。

表B

	コミュニケーションの失敗の原因	コミュニケーションの成功の秘訣
1	先に先に言いすぎる	先に先に口を出さずに、後出しにする
2	言葉数が多すぎる	相手より言葉数を少なくする
3	正しいことを言いすぎる	正論で人は変わらないと悟る
4	答えを出しすぎる	答えを出すのは相手だと心得る
5	相手のアラが見えすぎる	相手のアラの指摘は慎重にする
6	先回りして考えすぎる	先回りして考えないようにする
7	感情的になりすぎる	「こちらは理性的」と自分に言い聞かす
8	起きてもいないことを恐れすぎる	ことが起きてから動こう
9	相手に事実を見せていない	相手に事実を見せる
10	無造作に話しはじめる	大事な話はタイミングを見て話す

5 よいコミュニケーションの原則、PIUS

つづいて、メイヤーズ先生の「CRAFT」の教えです。

まずは、座って、相手と視線を合わせ、声は低く快活に、相手の話にも耳を傾け、わからないことは質問し、理解できたことは相手に伝え、あなたの意見、感情、都合を伝える。

よいコミュニケーションのために、会話のなかに PIUS（Positive, I, Understanding, Share の頭文字）を含める努力をしましょう。

①**回りくどい話は聞きたくないもの、話は簡潔に**

「昨夜のこと話したいの」「小遣いについて話しあいたいの」

②**肯定的な言い方をする**（Positive：肯定的）

「相談したいの」「協力してほしいの」「わかってくれると思うけれど」

③私を主語にして、私の感情を伝える（I・メッセージ）

　「私は○○で、とても傷ついたの」「僕は○○で、困っているの」

④思いやりを示す（Understanding：理解を示す）

　「疲れているのではないの」「よくやっていると思うわ」

⑤部分的に自分の責任を受け入れる（Share：自分の非を認める）

　「私の言い方も悪かった」「たばこをやめない私が悪いの」

⑥相手の言い分を聞く

　「あなたの意見を聞かせて」「あなたの気持ちをおしえて」

⑦具体的な解決策を提案して、支援する

　「怖いときには警察を呼びたいの」「5,000円の値上げで我慢してほしいの」

Q11 依存症の親の下で育つ子どもへの対応はどうすればよいのでしょうか?

依存症問題の生じている家庭で育つ子どもは、傷つき、悩み、苦しんでいます。両親、学校関係者、セラピストが依存症家庭の子どもに関心を寄せ成長を支援する必要があります。

1 子どもが育つうえでの依存症家庭の問題

①両親が不仲なために、家庭に安心感や安全感がない。

②両親は依存症の問題で余裕がなく、子どもに愛情を示して、交流することがない。

③両親に協調性や問題解決への積極性がないので、子どもは社会適応を学ぶことができない。

④両親が不安定で、しつけに一貫性がないために、子どもは人間不信になる。

⑤家庭が社会から孤立しているので、外部からの情報や支援が得られない。

2 依存症家庭の生活を生き抜くために子どもが身につける強固なルール

依存症家庭の子どもは、困難な状況を生き抜くために3つのルールを作っています。

①**感じるな**

「いちいち感じていたのでは身がもたない」「タフでなければ生きられない」と思い、自分の感情を押し殺し、平気を装って生きています。感情の抑圧がルールです。

②しゃべるな

「しゃべると恥をかくばかりだ」「しゃべっても誰もわかってはくれない」と思い、孤独ななかで耐えています。孤独と人間不信がルールです。

③信じるな

「親を信じられないのに、誰を信じるのか」「信じるから裏切られる、自分だけを頼りに生きるのが一番安全」と思い、人間不信のなかで、親密な関係を避けています。

3 依存症の人がいる家庭で育つ子どもの問題

依存症の人がいる家庭で育つ子どもたちはさまざまな困難をかかえます。

①胎児性依存症候群

依存症の人にかぎりませんが、妊娠中の女性の飲酒や覚せい剤、コカイン、モルヒネなどの使用の結果、流産や知的障害や先天的内臓奇形など胎児が損傷を受けて出生することも少なくありません。

②発達障害

家庭のストレスから身体的発達、精神的発達、知的発達に障害が生じることになります。

③情緒的問題

家庭の混乱、一貫性のなさ、ストレスなどが影響して、極度に神経質、極端に内向的、感情を表現しない、かんしゃくを爆発させるなどの情緒的問題をかかえる率が高くなります。

④神経症的症状

内科的には異常はないが、頭痛、腹痛、吐き気、微熱などの症状が続きます。

⑤行動障害

　チック、多動、暴力的行動、衝動的行動などにより、生活の障害になります。

⑥虐待

　依存症の親による身体的・精神的・性的虐待やネグレクトが生じています。それにくわえて依存症問題で高いストレスをかかえた家族によるこれらの児童虐待も発生しています。

4 依存症の人がいる家庭で育ち大人になった人たち（アダルトチャイルド）の問題

　依存症の人がいる家庭で育って大人になった人たちは、情緒的・社会的に未熟な状態で社会適応上の障害を抱え苦しんでおり、アダルトチャイルドとよばれています。

（1）アダルトチャイルドの問題

①対人関係の障害

　人間不信が根底にあって対人関係が苦手で、とくに親密な関係に困難をかかえます。

②うつ、抑うつ

　感情の抑圧が続き、自分の感情を見失い、周囲に合わせ、うつや抑うつ状態になります。

③親機能の障害

　安心、安定、安全のない家庭生活で、親から愛された実感のないままに大人になり、親になったときに、子どもとの関係でどのように親として関わるかがわからない状態です。

④強迫的、嗜癖的障害

　依存症の人がいる家庭で感情の抑圧と人間不信と孤独をルールとして育ち大人になった人は、その生きづらさから強迫神経症、摂食障害、各種の依存症に陥る率が高くなります。

(2) アダルトチャイルドの回復

①安全な場所と安全な仲間が必要

回復は、アダルトチャイルドの自助グループのなかで体験を語り、聴き、互いに理解し、共感し、わかちあう作業のなかで進みます。

②回復は4つのプロセスで進む

子ども時代の親子関係や家庭生活を思い出して語る→その過去の家庭生活での体験が現在の生活に与えている影響に気づく→親から受け継いだ価値観を問い直す→新しい生き方に必要なスキルを身につける、という4つのプロセスで回復を進めることになります。子ども時代のことは、仲間の話を聴き重ねているうちに思い出し、話したくなります。

③回復は、過去の親子関係や家庭生活に関して親の承認も謝罪も必要としない

親に変化を求めてエネルギーや時間を浪費しないで、自らの意識的な努力で回復を進めましょう。

5 アルコール家庭で育つ（った）子どものために親ができること

①子どもとの関係で相談できる人をもつ

依存症の人がいる家庭の親は、依存症にとらわれていたブランクがあります。ソーシャルワーカーや保健師や自助グループの仲間などに相談して親役割を果たすための支援を受けましょう。

②子どもの年齢に合わせて依存症について話す

子どもの年齢にふさわしく「依存症は回復可能な病気で、依存症の人も苦しんできた。病気に対して子どもに責任はないが、家族として回復に協力しよう」と伝えましょう。

③子どもの話を聴き、過去と現在の苦悩を受け入れて理解する

過去も現在も、子どもは悩み苦しんでいます。子どもの体験を聴き、受け入れましょう。

④子どもへの関心と愛情を表現する

子どもが何歳であっても、子どものありのままを受け入れ、愛情を表現しましょう。

⑤家庭生活を平常に戻す

依存症家庭は偏っていました。平常な家庭生活、家族関係を取り戻しましょう。

⑥子どもが参加し、発散できる家庭外の場所を見つける

子どもが家庭や家族から自由になれる時間と場所（少年野球、子ども会活動、塾など）を用意しましょう。

⑦親子関係を修復し、手直しする

子どもたちが体験した悲しみ、苦しみを償うことはできなくても、親が子どもを理解し、関係の立て直しを進め、修復することはできます。

そのための大前提は、依存症の親が病気と向きあい回復に取り組むこと、そしてもう1人の親は依存症のパートナーから受けた影響からの立ち直りに取り組むことです。両親や家庭から子どもを自由にするのには、両親が仲良く幸せであることが必要です。

Q12
家族の依存症問題からの立ち直りと新生とは何でしょうか?

　依存症問題をかかえた長年の生活で、家族はその状況を生き抜くことに追われました。依存症という病気とその回復の道を知ったとき、新しい一歩が始まったといえます。

　しかし、依存症問題に巻きこまれ振り回されてきた人生を振り返ると平静な気持ちで依存症からの回復に協力する気持ちに家族がなれないのは自然なことと思います。とはいえ、あれほどの不安や不信や恐怖のなかでも別れることなく生活を共にした家族です。そのつながりは理屈を超えた強さだと思われます。

　依存症の人が病気の回復に取り組む方向で進むとき、家族は回復の協力者になるだけでなく、あれほどの苦難を生き抜いたサバイバーとして、家族自身の人生を切り開くのも1つの生き方ではないかと思います。家族として生き抜くなかで傷つきながらも得てきた力や失わなかった感性があると思います。それらを依存症家庭の人間関係から得たユニークなありようとして磨き、豊かにする価値はあると思います。

　家族のもつ被害者意識、自己憐憫、どちらも当然なことと思います。しかし、その感情を抱きしめてこれからの人生を失望と恨みのなかで灰色にするのはもったいないことです。

　この本の第Ⅳ章の10名のご家族の依存症問題への取り組みと現状を記した手記は、読者にそれを伝えるメッセージになっています。この手記からは自助グループの仲間と共に、依存症問題の影響から立ち直り、新しい成長をめざす生き方である新生が読み取れます。

1 家族の自助グループの始まり

　断酒会は 1958 年に東京都と高知県で始まりました。翌年、婦人矯風会の禁酒運動に参加していた大野卓子氏（全断連の2代会長・大野徹氏の妻）が夫の断酒のサポーターになることを目的に「白菊禁酒婦人会」の活動を始めました。1962 年、高知断酒新生会の家族は「夫を酒から守る会」を始めました。共通する目的は依存症本人の断酒による回復に協力することでした。その後、各地の断酒会に家族会ができ活動をしてきましたが、会の目的についての検討がなされたということは聞いていません。

　AA（アルコホリックス・アノニマス：無名のアルコール依存症者の会）は 1935 年に活動を開始しました。ミーティングに出席する依存症の人と一緒に家族も会場に行き、別室で紅茶やクッキーを食べながらトランプなどをして遊んでいたそうです。

　AA が始まって 15 年たった 1950 年ごろ、AA の創始者のひとりであるビルの妻のロイスは、夫が 15 年断酒をして、仲間の回復のために走り回って尽力し、精神的に成長しているそばで、妻である自分はあまり幸せでないと感じていました。それは周りの家族も同様であるのに気がつきました。ビルが AA の活動で外出が多く、1人取り残されていることへの恨みや結婚以来必死でやってできなかった酒をやめさせることを AA は短時間でやったことへの傷ついた思いなどでした。また、アラノンの創始者のひとりであるアンは、依存症は夫の問題で自分には欠点はないと思っていたが、病弱な子ども時代の影響で強い不安と恐怖をもっており、それが内気と怖がりの性格になり、家庭生活にも影響を与えていたのに気がつきました。そして2人は、家族も精神的に成長する必要があることに気がつき家族の自助グループ、アラノンを開始しました。アラノン

はAAと同様に12ステップ*を用い、その目的は、①家族が精神的に成長する、②依存症になっている人の回復を支援する、③後に続く家族を受け入れ、希望をわかちあうことでした。

2 家族が自らのために取り組むこと

(1) 苦悩へのとらわれから解放される

　家族は、長い、苦難の生活で疲労困憊していました。どのような出来事があり、どのように悩んできたのか、語り、受けとめられ、理解される必要があります。依存症専門職による家族教室などのグループで、断酒会の家族会やアラノン、家族の回復ステップ12、ナラノン、ギャマノンなどの安心できる場の仲間のなかで話し、受けとめられ、理解されることで癒され、力が湧いてきます。

(2) 依存症の人の回復を支援する

　依存症問題をかかえた苦難の生活を送るなかで家族は依存症の人への認知がゆがみ、感情や行動のコントロールがむずかしくなっていました。家族が依存症という病気や依存症の人の心理、依存症維持連鎖について理解し新しい対応を行うことが、回復への支援になります。家族が平静を取り戻し、温かい家族関係を築くことで、依存症の人も平静を取り戻し、依存症問題を認め、回復と問題解決の責任を自覚することになります。

(3) 依存症家庭の子どもの成長を守る

　依存症家庭の子どもの成長を守るために依存症の人の回復を支援するのは大切です。しかし、依存症の人の回復がなければ子どもの成長が守れないのなら過半数の子どもは守られません。依存症の親が回復できなくてももう1人の親が専門職や自助グループのなかで

---

*12ステップ　AAの活動において回復の道しるべとして示されている12の段階。NA、GA、アラノン、ナラノン、ギャマノンもこの12のステップを用いている。

平静を取り戻し、親としての役割を果たせるならば、子どもは最低限守られます。

（4）家族システムを変化させ、家族機能を高める

　依存症問題をかかえた家庭は機能不全に陥り、絆はバラバラでつながりがなく、家庭にまとまりが失われています。家族の絆と結束を強め、家族機能を改善し、よい家族関係を取り戻すことに取り組みましょう。依存症問題が世代を超えて連鎖することを考えると、子どもの将来のためにも、家族機能を取り戻すための意識的な取り組みが必要です。

（5）自己の確立と自立

　家族は、長年の依存症問題をかかえた苦難の生活のなかで、自分の考えや感情や行動に関心を向けるゆとりさえもてず、自分自身を見失っていました。自分自身に関心を向けて、自分の考え、感情、都合などに気づき、それを受け入れ、表現することから始まります。どのような人間になりたかったのか、どのような生き方をしたかったのか、どのような親になりたかったのか、どのような生活をしたかったのかを問い直し、人生の主人公としての自覚をもって、自分らしく生きることに取り組んでみませんか。

Ⅲ
依存症問題への具体的な対応

Q13
「突き放すように」と助言されます。突き放したら回復するのでしょうか？

「突き放したほうがよい」と別居や離婚を勧める人がいます。

長年、依存症問題をかかえて家族は疲労困憊しており、依存症の人への認知も偏り、不安、不信、孤独、怒り、恨み、嫌悪などの感情を強め、お互いに愛情が愛情として伝わらない関係に陥っています。このような状態のときに、本人のためにと別居や離婚を勧められると家族は揺れます。

過去に、「突き放して、本人が『どん底』を体験しないかぎり依存症の回復はない」「『底つき体験』が回復には必要だ」と強調した時代がありました。米国では、1980年代後半にこの考えは、根拠のないこととして否定されました。しかし、日本では、いまだに一部の専門家や回復施設のスタッフや自助グループのメンバーが「底つき体験」の必要性を口にします。時代遅れです。

人が社会生活をするうえで重要な条件である身体的健康、精神的健康、経済力、労働力、人間関係、家族の絆などが保持できている状態が、回復にはよい条件です。心身の健康を失い、経済的に困窮し、労働能力は低下し、関係者との人間関係を失い、家庭崩壊した状態からの依存症の回復は厳しいといえます。

現在、重視されているのは「底つき」ではなく「底上げ」です。社会生活上必要なよい条件を失わない状態で本人が回復に取り組めるような条件を作ることが「底上げ」です。

「底上げ」のために必要なのは、依存症の本人に関わっている家族をはじめとする周囲の人たちが、依存症に関する正しい知識を

もって、その回復の可能性と方法を理解することが始まりです。また、依存症の人も自ら回復を願っており、その力をもっているという理解に立って、その願いを表現し、その力を発揮できるような関係づくりをすることです。それが信頼と尊重と責任を重視した対等な温かい人間関係です。

　家族は、依存症による耐えられないほどの苦難を、別れることもなく生き抜いてきたのです。このまま終わりにすれば、不幸な体験で終わります。古い「底つき体験」の助言に迷わされずに、腹をくくって取り組んでみませんか。家族にできることがあります。

　「3年間は、家族として回復を支援し、家族が依存症問題から受けた影響から立ち直る努力をしてみましょう。その家族の努力にもかかわらず、3年たっても依存症の人が回復に向かう努力を示さない場合には、今後のことを相談しましょう」

　と、私は家族に提案します。

Q14 うそや盗みが多いのですが、性格でしょうか？

　依存症が進むと、飲酒や薬物使用やギャンブルを続けるためにうそをつき、盗みをするようになります。しかし、うそや盗みを繰り返していた人が依存をやめて回復すると、正直になり、品行方正になられます。この事実は、過去のうそや盗みが病気によるものであったことを示しています。依存症が進むと脳の理性や倫理観などの人間らしい働きが弱められる結果だと考えられています。

1 なぜ、うそや盗みが多くなるのか

　依存症になると渇望や離脱症状で飲酒や薬物使用やギャンブルを続けることが最優先になります。欲求が生じると、うそをついてでも盗みをしてでも、依存を続けることになります。相手の怒りが予測されるのでうそで切り抜けて欲求を満たそうとする結果だと思います。

　依存症になり、依存を続けるのには金が必要になります。浪費し、借金をし、その返済に追われます。家族の財布、子どもの貯金箱、たんすの貴金属などを狙い、さらに進むと窃盗、横領などに発展します。依存症で認知がゆがみ、盗んでも後で返せばそれでよいというような考えでいることもあります。

2 うそや盗みへの対応

（1）病気の言葉、病気の行動であると理解する

　うそや盗みを繰り返すことを、性格や人間性と考えるよりも、病

気の言葉、病気の行動であると理解し、それに振り回されないようにしましょう。「酒を飲んだでしょう」「飲んでないわ」など、これまでと同じパターンでうそが繰り返されないようにしましょう。依存症の人が正直に答えないとわかっているのに質問するのは、うそをつかすための質問になります。パターンが変わることで依存症の人は意外に思い、家族の変化を感じるのです。

(2) うそや盗みへの関わり

盗まれないように財布は肌身離さず、大切な物は貸金庫に預けるなどの手を打ちましょう。依存症の人にふりまわされずに、身を守り、傷つかないようにすることも大切です。

うそや盗みに気がついたときに、叱ったり責めたりしても何の利益もありませんが、病気がさせていることだからと不問に付す必要はありません。事実がはっきりしているときには責任をとってもらいましょう。翌月の小遣いから返済してもらいましょう。うそや盗みが疑われるときには「いまの話は、真実とは思えないわ」「うそを言わずにおれないあなたが悲しいわ」と伝えましょう。また「財布から金がなくなった。家の中で安心しておれないのは、悲しい」と伝えましょう。

(3) 本人がもつ健康な力を信頼する

本人は、自分を責めながらうそをつき盗みをしており、責められるのを恐れています。責められるとうそや盗みを正当化する口実にし、自分の行動に自責の念を向けません。うそや盗みに気がつきながらも、病気ゆえの言葉や行動であると受けとめ、依存症本人を信頼し、尊重し、責任を重視した関わりをすることで、依存症の人は平静を取り戻し、自分の言動の異常さに気がつくことになります。本人の回復力、復元力が強められるのを待ちましょう。

Q15 「死にたい」と口にします。脅しでしょうか?

脅しではないと思います。

WHOが自殺した人を後日調査した結果、その人たちの95％は精神疾患になっていて、30％がうつ病、17％が依存症、16％が統合失調症、15％が境界性人格障害でした。そのなかで精神科治療を受けていた人は20％にすぎませんでした。

依存症の人の自殺に関する調査では、自殺を考えたという自殺念慮は、アルコール依存症では55.1％、薬物依存症では83.3％、ギャンブル依存症では62.1％でした。自殺を計画したという自殺企図は、アルコール依存症の30.6％、薬物依存症の55.7％、ギャンブル依存症の40.5％です。3つの依存症のなかで、自殺念慮でも自殺企図でも最も低率であったアルコール依存症の人の自殺率は、一般人口の5倍から7倍といわれています。薬物依存症やギャンブル依存症の人の自殺率はそれ以上の高率になるでしょう。

1 依存症の人の自殺の背景

依存症になると自殺が多くなるのは次のような厳しい状況にあるからと考えられます。

①依存症により生活問題が深刻になる

依存症が進行すると健康面は不良で、経済面で困窮し、労働面で葛藤をかかえ、家族関係は悪化し、事態は深刻になって生活全般が追いつめられます。

②うつ病の発症

　実態調査では、アルコール依存症で25％、薬物依存症で36％、ギャンブル依存症で17％がうつ病を合併していました。うつ病により思考や感情の柔軟性が失われ、落ち込み、思いつめ、絶望して自殺にいたると考えられます。

③心理的に追いつめられる

　依存症による挫折で自責感、自己嫌悪、孤独感を深め、「残された道は自殺しかない」と視野狭窄(きょうさく)の状態に陥る結果と考えられます。

④人間関係が壊れ、サポートが得られない

　家族をはじめ大切な人たちとの関係を次々に失っていきます。家庭は崩壊し、親類とは絶縁になり、同僚・友人とも疎遠になり、誰の支援も受けられない状態になります。

2 自殺直前によく見られる言動

　自殺を考えている人は、死にたい気持ちと生きたい気持ちのなかで揺れ動いており、自らSOSを出しているといわれます。次のようなサインがSOSと考えられます。

①自殺をほのめかす言葉を口にする

　「遠くに行ってしまいたい」「死んでしまいたい」などと口にします。

②過度に危険なことをする

　猛烈なスピードで車を運転する、走っている車から飛び降りるなど重大な事故につながりかねない危険な行動をします。

③別れの用意をする

　借りていたものを返し、知人に会いに行き、重要なものを整理するなどの行動が見られます。

④自傷行為を繰り返す

手首を切ったり、睡眠薬や安定剤を過量に服用したり、自殺未遂をするなどの行動が現れます。

3 自殺を口にする人への関わり

①つらさ、悲しさ、苦しさ、寂しさを受けとめる

自殺を口にする人の全員が自殺を真剣に考えているとはいえません。「死にたいほどつらい」と訴えている場合が多いのです。時間をかけて話を聴き、つらさ、悲しさ、苦しさ、寂しさを理解しましょう。

②沈黙を共有する

なかなか、話さない人もいます。黙ってそばに座り、沈黙を共有することは、一人ぼっちではないことを伝えることになります。

③話をはぐらかさない、批判しない、アドバイスしない

その人はあなたを選んで話しているのです。話に真剣に耳を傾け、批判、非難、安易なアドバイスはしないでおきましょう。「あなたは、私にとって大切な人です」「生きていてほしい」と伝えましょう。

④他の方法を提案する

「信頼できる人に相談してみよう」「信頼できる医師の診察を受けよう」と提案し、相談や受診に同行して支援しましょう。

Q16 借金を繰り返します。どのように対応すればよいのでしょうか？

　依存症は進行性の病気ですから、病気の進行に伴い収入は減少し、浪費は続き、家族や友人・知人から借金し、さらに消費者金融（サラ金）や闇金から借金をします。自転車操業で借金と返済を繰り返す事態に陥り、追いつめられた末に発覚します。借金の発覚が治療や自助グループにつながるきっかけになることも多いので、適切に対応しましょう。

1 借金への基本的な家族の対応

（1）家族は借金に関わらない

　借金が発覚すると家庭は修羅場になります。家族は驚き、あきれ、怒り、途方にくれます。依存症の人は打ちしおれ、ひたすら謝り、二度としないと誓う場合もあります。しかし、借金の原因を明かそうともせず、居直り、自分を正当化する場合もあります。いずれの場合にも、家族が責めたり、非難したり、攻撃してみてもよい結果にはなりません。「家族は代わって返済しない」と伝え、「自分で解決の方法を考えてほしい。相談にはのるから」と伝え、見守りましょう。

　金に困れば窃盗や横領などの犯罪に手を染めるのではないかと恐れて、金の無心に応じつづける家族がいます。しかし、それは問題を先送りしているにすぎません。厳しいことですが、犯罪行為が問題解決のきっかけになることもあります。

　家族は、借金への対応を通じて、依存症の人が自分の言動を問い

直し、その責任を取るという大人としての基本姿勢を求めましょう。

(2) 借金の原因を尋ねる

借金には原因があります。借金の原因がわからない場合には、尋ねましょう。「借金を責める気持ちも、攻撃する気持ちもないが、なぜ、借金ができたのか、あなたに何が起きていたのかを知りたい」と聞いてみましょう。借金の原因が依存症によるものとわかれば、専門職への相談や専門医療機関への受診を勧め、家族も一緒に取り組むことを伝えましょう。

(3) 家族は代わって返済をしない

サラ金の高利や厳しい取り立てを恐れて、家族が借金を立て替えて一括で返済し、本人が分割で家族に返済することがよく行われます。家族は、反省している姿を見て、代わって返済することで家族の愛情を示すと依存をやめるのではないかと考えますが、多くは期待外れです。依存症の人が約束を守り返済することは少なく、その間の家族関係は緊張をはらみ、たんに問題を先送りするだけです。依存症による借金に直面し現実を認識して苦しむことで、依存症問題を自覚することになります。家族が借金を代わって後始末をすると、依存症の人は借金の苦しみから解放され、責任を自覚することもなく、2、3カ月後には借金を再開します。

(4) 債務整理を急がない

家族が借金を返済しないと伝えたとき、同時に、司法書士や弁護士の支援による債務整理という方法があることを伝えましょう。依存症の人はなかなかそれに向かって動きださないものですが、動きだすまで待ちましょう。債務整理を急いでも、依存症が原因の借金であれば、依存症の回復がないかぎり借金は繰り返され、さらに悪質な闇金などから借り入れるようになります。依存症の回復が進

み、社会復帰を考える段階で債務整理をすれば十分です。

2 借金に関する家族の留意点

(1) 保証人でないかぎりは、家族に借金返済の義務はありません

家族は自分の意思で債務の保証人として契約していないかぎり、配偶者であっても親子であっても借金を支払う義務はありません。保証人でもない家族に対して取り立てを行い、返済を迫るのは違法行為です。「金融庁に告発します」と告げて、実行することです。

(2) 闇金は犯罪ですから、返済してはなりません

闇金は行政に登録もしないで金融業を行っており、犯罪です。携帯電話で、超高利率で貸しつけ、家族にも過酷な取り立てを行います。家族は、毅然として返済する意思がないことを告げ、それでも取り立ての電話攻勢が続くようなら、警察の闇金担当者や行政の貸金業対策相談の窓口や司法書士や弁護士に相談しましょう。

(3) 貸金業者におびえることはありません

現在、貸金業法では「高金利、過剰な融資、過酷な取り立て」のサラ金3悪が法律上規制され、行政の監督権限が強化されました。サラ金からの借金におびえることはありません。行政の貸金業対策の相談窓口、弁護士、司法書士に相談しましょう。弁護士費用に関しては、事情によっては法テラスなどの支援を受けることも可能です。

(4) 保証人には安易にならない

頼まれても、軽い気持ちで保証人にはならないことです。将来にわたって背負わないといけない責任を自覚して対応しましょう。また、実印や印鑑登録のカードなどの保管を厳重にしましょう。

Q17 暴言・暴力にどのように対応すればよいのでしょうか?

依存症家庭では暴言・暴力は珍しいことではありません。しかし、それは不安と恐怖を伴い、骨折やケガになる場合もあり、非常に深刻な問題です。2008年の全国調査ではアルコール依存症の人の37％、薬物依存症の人の37％に暴言・暴力があり、家族にとっては本人の健康の心配に次ぐ大きな悩みでした。

1 家庭内の暴力とは

家庭内の暴力をドメスティック・バイオレンス（DV）とよんでいます。暴力には殴ったり、蹴ったり、物を投げたり、ののしったり、脅すのも含めます。暴力は、自己中心的になり感情と行動のコントロールを失った結果です。引き金やきっかけがあっても、誰も暴力を受けるいわれはなく、暴力を正当化することはできません。

日常的に暴力を受けると、それが不当で、許されない出来事であると判断できなくなり、委縮してしまいます。暴力の加害者の多くは、被害者に一時的に謝罪し、償い、ほとぼりが冷めると再び暴力をふるいます。暴力の問題は1人で抱え込まずに、周囲の人や専門家に相談してその意見に耳を傾け、問題解決にむけ取り組みましょう。

2 暴力への対応

Q10に記した「CRAFT」では、家庭内暴力について貴重な提案をしています。それらを紹介します。

(1) 危険信号に気づく

　暴力の多くは、同じ状況の、同じパターンで発生しています。これまでの暴力シーンを思い出して、どんな状況で、前兆としてどんな行動があって暴力になるのかを特定してみましょう。そのために、最近の暴力の場面を思い出し、その流れを書き出してみましょう。どのような言葉、どんな声の調子、どんな態度が暴力の危険信号であるかを把握しましょう。危険信号が特定できれば、次にその場面を回避する方法を考えましょう。回避できなかったときにも、あなたはこれまでとは異なる対応をすることを考えましょう。

(2) 自身の感情をコントロールする

　危険信号が出ているとき、家族は感情的になって口論している場合が多いのです。「相手は感情的、私は理性的」と自分に言い聞かせ、巻きこまれて感情的になるのを避けましょう。洗面所やトイレなどに行き、一時的にその場を離れることも冷静を取り戻す方法です。

(3) 警察の協力を得る

　本人が落ち着いているときに、今後、暴力になると警察を呼ぶことを伝えましょう。また、警察に相談に行き実情を話し、暴力の危険が生じたときの協力を頼みましょう。

(4) 安全確保の準備をする

　「安全第一」です。あらかじめ暴力に備え、安全確保のために準備をしましょう。

①暴言・暴力の問題を支援している相談窓口に相談し、住んでいる地域で受けられる暴言・暴力への支援を確かめておきましょう。

②暴言・暴力の事実を親戚や友人に正直に話して相談しましょう。今後協力が得られやすくなります。1人で悩んでいると力が湧いてきません。

③逃げる準備をしましょう。家のカギ、健康保険証のコピー、洗面道具、当座の着替え、タクシー代、ホテル代などの現金をかばんに入れてすぐ持ち出せるところに隠すか友人宅に預けましょう。暴力が繰り返されるようなら、親戚宅、友人宅、シェルターなど逃げたときに泊まれる場所を探しましょう。

また、子どもや老人が同居している場合には、あらかじめ必要な準備も多く、親戚や知人や行政に相談して支援を受けましょう。

④逃げたのをきっかけに、暴言・暴力についての専門職や依存症専門職の援助を受けましょう。依存症に伴う暴力ですので、依存症に詳しい専門職の治療や自助グループにつなぐ支援がDV問題解決への支援と同時並行で進められることが必要です。

Q18
逮捕されました。
どのように対応すればよいのでしょうか?

　依存症者の家族が一番恐れているのは逮捕されることです。これまで依存症に気づいていなかった家族には、逮捕は寝耳に水の驚きです。悲嘆にくれるよりも、逮捕が早期発見になり、治療や回復につながるチャンスにもなるととらえて、依存症への取り組みを始めましょう。

1 刑事事件の手続きの流れ

　依存症の人が成人の場合には、自首、通報、現行犯で逮捕された後、最大で23日間留置場で身柄を拘束され取り調べを受けます。この間、逃亡や証拠隠滅の恐れがない場合には、面会や差し入れができます。この期間に、家族や弁護士が治療にむけて働きかける方向を明確にして関わることです。

　最大で23日の身柄拘束が終わると不起訴か起訴猶予の場合は釈放されます。起訴された場合は拘置所に移され身柄の拘束が継続されます。ここでは保釈の申請ができます。保釈申請が認められた場合は身元引受人が保釈金を支払って裁判終了までの間保釈されます。

　裁判の判決が執行猶予であれば釈放され、保護観察つき執行猶予判決が言い渡された場合は保釈後、再犯防止や改善更生を目的に保護観察官や保護司などの保護観察を受けます。判決が実刑の場合には刑務所に入所します。途中、仮釈放で出所し満期まで保護観察を受ける場合と、満期で出所する場合があります。

逮捕されたときから私選の弁護士または国選の弁護士を依頼できます。

本人が未成年の場合には更生が重視され、家庭裁判所の調査官による事実関係や家庭環境、人間関係の調査を経て審判がなされます。その結果、保護観察、児童自立支援施設送致、少年院送致、不処分、審判不開始が決定されます。審判前に家庭裁判所で観護措置の決定がなされた場合には少年鑑別所で鑑別を実施した後、審判を行います。

2 刑事事件への家族としての対応

(1) 可能なら、定期的に手紙を出し、面会をする

逮捕され、拘留されていることで、本人も動揺しています。事件を起こしたことを叱ったり責めたりしても、何のプラスにもなりません。家族は落ち着いて、立ち直りを見守ることを伝えましょう。

短い面会時間ですから、本人の話を聴くことを中心にして、後日、手紙で返事をするのが適当と思います。次々と家族に差し入れなどを要求することもあります。できることは受け入れ、無理なことは毅然として断りましょう。どのように対応してよいかわからないときには弁護士などに相談しましょう。別れ際に、次の面会の予定を伝えると本人も心の準備ができます。

(2) 素直で正直な関係を作る

家族は、この事件がなぜ起きたのかについて本人の気持ちや考えを知りたいと伝え、面会のときや手紙で本人の言い分を聴きましょう。親という権威からではなく、1人の人間として素直に正直に本人に接してみましょう。そうすることが、素直に正直に本人が家族と向きあうことにつながります。これまでの親子関係や夫婦関係が影響しますから、新しいよい関係を作るのには時間と忍耐が必要で

しょう。家族の側で新しい気づきや反省点があれば、それも素直に伝えましょう。家族関係を立て直すには、留置場、拘置所、刑務所入所中はよい機会です。

(3) 事件の背後にある問題を明らかにする

家族が、早く本人を自由にしてやりたい、刑を軽くしたい思いから、私選弁護士を依頼し、保釈を申請することはよくなされます。病気とはいえ法を犯す事件を起こしたことに対する責任の自覚を促すとともに、事件の背後にある依存症問題の真実を聴き、その問題解決への取り組みを進める方向で、弁護士、依存症専門職と協議し、連携することが必要です。

依存症問題に対する「意志を強くもつ」「必ずやめる」という言葉を信じるだけでなく、依存症の人の「やめて立ち直りたい気持ち」を実現させるために、治療や自助グループや回復施設の情報を伝え、その利用を保釈申請の条件として提案しましょう。

(4) 起きている現実と立ち直りを支援する愛情を手紙で伝える

留置場、拘置所、刑務所入所中に家族ができることが2つあります。1つは依存症によって起きている現実を伝えることです。そして他の1つは立ち直りを応援する家族の愛情を伝えることです。依存によって何事が起きていたのか、そのとき家族はどのような気持ちになったのか、それは病気によって起きた出来事なので病気からの回復を支援したいと、現実と愛情を伝えることです。

依存症は否認の病気といわれるほど、依存症の人は病気を認めないものです。本などを差し入れて、読んだ後の感想を知らせてほしいと伝えましょう。また家族は、病気であることを理解し回復を支援する力をつけるために学習を続け、自助グループに参加していることを伝えましょう。

(5) 身元引き受けなどの支援をする場合には条件を出す

　これまでと同様に、「やめる決心をしたので信じてほしい」と言われてもこれまでと同じことをすれば、同じ結果が待っています。依存症の人の話をよく聴いて、身元引き受けや出所後の同居を希望する場合には、暴力は絶対ふるわない、自分のしたことには責任をとる、治療を受けて自助グループに参加する、回復施設に見学に行くなどの条件を示して、出所までに話しあい、約束してから決めましょう。

Q19
自助グループや回復支援施設につなぐには、どうすればよいのでしょうか？

　家族は長年、依存症問題で苦闘してきました。依存症の自助グループや回復支援施設の活動についての情報を得ますと、一筋の明かりをみつけた思いで、そこにつなぐことに関心が集中します。その際忘れてはならないのは、回復の主人公は依存症の人であるということです。

　日本の回復支援施設では、家族に対して、「回復施設への入所以外は認めない。入所をしないのなら一切援助しない」と依存症の人に迫ることや「入所を拒否するのならつき放して家から追い出し、家に無理に入ろうとするなら警察を呼ぶように」と提案するところが多く見られます。

　しかし回復は、依存症の人主体で進めるものです。回復支援施設入所への動機が煮詰まっていないのに、家族が強要して施設に無理に入所させても、多くはよい結果になりません。短期間で退所し、回復支援施設への印象を悪くし、二度と利用しないことになりかねません。回復の主人公は依存症の人であり、その人の回復への動機こそが回復へのエネルギーになります。依存症からの回復は１人では無理なことを受け容れ、施設の中で回復者カウンセラーの力を借り、仲間との交流のなかで回復を進める気持ちになることが施設入所に必要な動機です。

　施設への入所を拒む場合、なぜ入所したくないのか理由を聞いてみましょう。回復支援施設に対する誤解があるのかもしれません。自分には集団生活は無理だと考えているのかもしれません。そし

て、家族が回復支援施設を勧める理由を説明しましょう。一緒に見学に行き、体験入所が可能ならそれを利用してみるのもよいかもしれません。入所を拒否するなら通所での利用を検討してみるのもよいでしょう。

「回復支援施設は利用しないが治療を受けるし、自助グループには参加する」というのであれば、それも選択肢の1つでしょう。その実行を見守り、それが成功しなかった場合にはその理由を検討して次に生かすことが大切です。ただ、「決心しているから、意志を強くもって自分1人でやめる」という場合には、家族としてはその可能性は低いと予想していることを告げましょう。

誰にでも自分の人生を決める自己決定の権利があります。それは失敗する権利をも認めるということです。

回復の主人公は依存症の人自身だということを忘れてはなりません。家族の勧めに従えば間違いないのだという、これまでの関係を、信頼と尊重と責任を重視した対等な関係に変える必要があります。これまでの「愛情が愛情として伝わらない関係」を「愛情が愛情として伝わる関係」に変えていくために、信頼、尊重、責任の3つのキーワードの実現に力を尽くしましょう。

ブラジルで、「希望の農園(ファデンダ・エスペランソ)」というアルコール・薬物依存症の回復施設を見学しました。2つの低い山の谷間に約200人の男性が生活していました。依存症の人が入所を希望する手紙を施設に出し、そのやりとりのなかで回復への動機が強いと認められると入所が決まります。入所すると電話もテレビもパソコンもなく、外部との通信は手紙だけで、現金を持たない生活になります。10人前後が1つのコテージで生活し、ミーティングやミサが行われ、昼間は能力や体力に応じて農業、牧畜、ハムやソーセージの加工、パンや菓子作り、園芸、養蜂などの作業をしていま

した。入所後3カ月間は家族の面会は認められません。その後は月に1回、家族の勉強会の日に面会が認められ、家族関係の改善が進められます。入所期間は1年で、地元の大学の調査では、1年後に退所した人の回復率は80％との報告でした。世界中に48カ所あり、カトリック教会が後援していました。

Q20 依存をやめたのに、なぜ別の依存になるのでしょうか？

　飲酒はやめたが処方薬に、薬物はやめたがギャンブルに、ギャンブルはやめたが買い物に依存しているということはよくみられます。アルコール依存症も薬物依存症もギャンブル依存症も病気としての根は同じです。また、それらにはまっている人の心理は共通しています。そのことが1つの依存がよくなっても別の依存になることに関係していると思います。

1　依存をやめたあと、別の依存になる理由

（1）依存する人たちの心理的な背景

　アルコールでも薬物でもギャンブルでも依存症になる人たちに特徴的な心理状態として次のようなことが挙げられています。①目的を見失っている、②日々の生活に充実感がない、③いまの生活を仮の生活と考えて地に足がついていない、④憂うつ、むなしい、空虚などという感情の状態、⑤自分はダメだという低い自己評価。このような心理的状態のなかで依存に陥っており、この状態は依存を断てばすぐに改善するというものではありません。

（2）依存を断った後の心身のアンバランス

　依存症によって、本人は苦悩してきました。しかし、依存することにより、快感も味わい苦痛の軽減も体験しました。その依存をやめることで、快感や苦痛の軽減を失うことになります。そのうえ、やめて最初の約2年間は急性離脱後症状のために脳もよく働かず、考えもまとまりにくく、決断もできにくく、体のバランスが悪く、

睡眠に障害があり、記憶力も低下し、感情のコントロールもむずかしい状態が続きます。この心身のアンバランスによる苦痛から逃れるための方法が別の物質や行動に依存することです。

(3) 依存を断った後、ストレスの解消方法がない

長い間、ストレスの解消方法は唯一依存することでした。その依存をやめるとやめたことが大きなストレスになるうえに、ストレス解消の方法を失ったことになります。ストレス解消の新たな方法はそう簡単に見つかりません、そこでストレス解消のために別の物質や行動に依存することになるのです。

(4) 依存を断った後の生活スタイルの変化についていけない

依存を断った後、生活スタイルは大きく変化します。時間があり余り、心に大きな空洞ができた状態で、家族関係をはじめとする人間関係も変化します。この変化に困惑し、時間をつぶし、心を満たし、人間関係から逃げるのに役立つのが別の依存に陥ることです。

2 依存を断った後の順調な回復のために

(1) 自助グループへの継続した参加

依存を断つことができると、依存症から回復できたと誤解して自助グループから離れ1人でやめつづけようとする人が多く見られます。自助グループはたんに依存を断つのに役に立つだけではなく、依存を断った後どのようにバランスのある生き方をするかということを仲間の生き方から学ぶ場でもあります。依存していた間に多くの人間関係を失い孤独でしたが、飲み友達や薬友達がいました。依存をやめるとまったく孤独な状態になります。自助グループに継続して参加することで依存を断ってバランスのある生き方に取り組んでいる仲間を得ることができます。新しい生き方、新しい仲間との絆、そこに喜びを見出すことができます。

(2) 家族の絆を取り戻す

依存していたころ、家族にも相手にされず孤独でした。依存を断った後、依存症の人も家族との「愛情が愛情として伝わる関係」を求めています。この家族の絆を取り戻すために、お互いに理解を深め、信頼に基づく温かい家族関係のために意識的に努力することが生きる喜びになります。

(3) ひきこもらないで活動的な生活をする

依存を断った後、誘惑を避けるために外出を避け、ひきこもりがちです。体力や生活感覚を取り戻すためにも散歩やウオーキングやジョギングなど目的のある活動をしましょう。絵を見る、音楽をきく、魚釣りをする、菜園を耕す、写真を撮る、料理をする、プールやハイキングやバーベキューなど、依存をやめた状態で遊びやレクリエーションを楽しみましょう。

(4) 依存を断った喜びを探す

依存している間、依存による快感や解放感や陶酔感や高揚感に喜びを感じていました。依存を断った後、友達や仲間との人間関係、家族との団らん、ペットとの遊び、自然とのふれあい、おいしい食事、明るい気分、軽い体など日常生活のなかで意識すれば楽しみや喜びを見つけ出すことができます。依存を断ちつづけるには、依存を断つ努力がたくさんの小さな喜びや楽しみになっていることに気づくことが大切です。

Q21 依存をやめても、心理的、社会的に未熟です。どうしてでしょうか？

　依存に巻きこまれていたとき、これさえやめてくれれば、すべてよくなると多くの家族は考えました。しかし、依存をやめたところから、それは期待外れであったという現実に出合うことになります。依存をやめているのに、人間関係や社会適応において年齢に比して未熟であるのは本人にとっても大きな生きづらさであり、その状態が依存症の回復を困難にし、再発につながるともいえます。

1 心理的、社会的な未熟さはどこに由来するのか

(1) 依存症は認知や感情、行動が障害される病気

　依存症になると人間の精神の働きである認知に偏りやゆがみなどの障害が生じ、認知に基づく感情や行動もアンバランスで、コントロールを失うことになります。依存症本人の認知の特徴として、マイナス思考、極端化思考、全体化思考、自己中心的思考、すべき思考などが挙げられます。これらの認知は未熟さを示しており、それに基づく感情や行動も未熟にならざるを得ません。

(2) 渇望や離脱症状や耐性により依存行為が最優先になる

　依存症の症状で渇望という強迫的欲求が生じたときや離脱症状で心身に苦痛が生じたとき、依存するとその苦痛が即解消できますので、依存が最優先になります。耐性ができ、限りなく依存を求めるようになりますと、また、依存が最優先になります。依存の症状により理性の働きが弱くなり、自己中心的な認知で思いやりも責任も忘れて依存が最優先となります。その結果、社会経験が経験知とな

らず、依存にはまった時期から成長が足踏み状態になるのです。

(3) 思春期や青年期から始まる依存の進行による

　思春期、青年期は子どもから大人へと大きく成長する時期です。この時期は「疾風怒濤の時代」とよばれるほど、心身に大きな変化が生じ、悩み苦しみながら大人として生きる力を養います。10代や20代で依存対象に出合いはまりますと、まともに悩むことも苦しむこともなく、依存に逃げます。その結果、悩み苦しむなかで育つ忍耐力や共感能力や創造性などが未熟なまま大人になり、自己中心的で社会適応力が乏しい状態になるのです。

(4) 自己治療仮説の自己調整機能障害による

　自己治療仮説では、若年で依存が始まる人たちは自己調整機能障害を有しているとしています。自己調整機能障害とは自己評価を一定に保てない、感情のバランスが悪い、セルフケアする力が乏しいことなどを指します。それらの自己調整機能障害をもつ人たちが、依存することで生きづらさを緩和させるということです。確固たる自己評価をもてない結果、周囲からの評価に振り回されて落ち込み苦しむ状態、また、不安、心配、孤独、怒り、恨みなどの否定的感情のみが強くなり楽観的で前向きな感情がもてない状態、自分自身を励まし、慰め、いたわり、ほめるなどのセルフケアの関わりができない状態は、心理的、社会的な未熟さを表しています。この自己調整機能障害はその人の素因と子どものころからの人間関係の経験によると考えられています。

2　心理的、社会的な未熟さへの対処

(1) 自助グループのなかで、仲間との交流による成長

　依存からの回復のために集まっている自助グループのメンバーは同じ問題をかかえています。依存を断った状態で仲間と交流し「人

のふり見て、我がふりなおせ」で仲間を鏡として、自分の状態に気づき、自己変革に取り組むことが最も自然なかたちでの成長です。

(2) 社会経験の積み重ねによる成長

依存を断った状態で社会生活をしますと適応するために悩み苦しむことになります。その生活経験の積み重ねが経験知となり、社会適応力を高めていくことにつながります。

依存をやめたところで、両親、主治医、自助グループの仲間など信頼して相談できる人をもって、ひきこもらずに社会参加し、いろいろな人に出会うことが成長につながります。

(3) 周囲の人の理解とサポートが大切

依存を断った後、本人は依存行為を続けていたときよりも苦しい状況に陥ることを周囲の人は理解して支援する必要があります。家族や周囲の人は、親として子どもとどう付きあえばよいのか、夫婦としてどう向きあえばよいのか、仕事以外の時間を何で埋めるのかなどの本人の不安と困惑に付きあい、支援しましょう。

(4) 依存を断った生活に喜びを見つけることを支援する

家族や周囲の人は、本人が依存をやめた喜びを積極的に本人に伝えるようにしましょう。辛抱と我慢だけでは依存を断ちつづけるには限界があります。依存を断ったことが周囲の人の大きな喜びになっていることを伝え、依存を断つ努力が本人の健康や気分や生活によい変化になっていることを自覚する機会を作りましょう。

Q22
依存症問題に、社会は何をすべきでしょうか?

　依存症は個人の病気ととらえられがちですが、病気の発病に社会環境が大きく関係し、その再発や回復にも社会が大きく関与しています。

　日本で、アルコール依存症の自助グループ、断酒会が活動を始めてから約60年、AAが活動を開始して40年になります。また、アルコール依存症の専門治療が久里浜病院で始まって55年になりました。同時期に、薬物依存症の治療が始まりましたが、数年前まで医療機関の数は全国に十数カ所しかない現状でした。ギャンブル依存症においては、数年前まで精神科を受診しても診察してもらえない状況がみられました。薬物依存症やギャンブル依存症は医療よりも自助グループの活動が先になり、薬物依存症のNAが始まって30年、ギャンブル依存症のGAが始まって20余年が経過しています。

　2013年に「アルコール健康障害対策基本法」が成立したことにより、厚生労働省が依存症治療拠点病院の指定や相談窓口の拡充などに力を入れはじめました。徐々に成果が上がるのではないかと期待しています。

1 依存症に関する啓発

　依存症は、治療や自助グループに参加することで回復や社会復帰が可能な病気ですが、そのようには一般にとらえられていません。意志の弱い、道徳心に欠ける一部の特定の人がなる病気ととらえら

れています。とくに違法薬物による薬物依存症においては、医療に導入して治療により回復を図るというよりは、逮捕、裁判、刑務所への入所により更生を図るという視点が根強く存在します。

近年マスメディアでも依存症問題はよく取り上げられていますが、さらに行政なども積極的に、回復可能な病気であること、本人も家族も悩んでいること、本人もやめて立ち直りたいと願っていること、社会の理解と支援が回復に大きく影響することを伝える必要があります。

また、相談窓口を周知する取り組みが必要です。依存症と気がついてから相談の場を訪ねるまでに数年の月日が流れています。「どこに相談すればよいかわからなかった」と多くの人は答えています。

2 依存症予防教育の充実

現在、中学校、高等学校ではアルコールと薬物に対する予防教育が実施されていますが、早急にギャンブルの予防教育を追加する必要があります。未成年者の習慣飲酒、薬物依存症患者の薬物使用開始平均年齢が16歳、ギャンブル依存症患者のギャンブル開始平均年齢が20歳という事実は、中学校、高等学校、大学における依存症予防教育の必要性を示しています。

飲酒はダメ、薬物使用はダメという現在の学校での予防教育は効果を上げていないといわれています。

中学生を対象とした小林桜児先生のアンケート調査は、5％の生徒が「他人に迷惑をかけないなら薬物使ってもよいのではないか」と答えており、その生徒たちは「家族と会話したいと思わない」「教師とも同級生ともよい関係にない」「勉強も部活もうまくいっていない」「社会の大人は子どもを育てるのに関心がない」「私はダメ

な生徒だ」という人間不信と絶対的孤独と低い自己評価を示す回答をしていたと報告しています。この調査結果は、学校現場でのいまの依存症予防教育が、生徒が物質や行動への依存を必要としない内容になっているのかを問うています。

米国での依存症予防教育は自尊感情を育てる教育であるといわれています。日本でも生徒の一人ひとりの個性を価値あるものとして尊重したうえで、クラスメイトや大人との人間関係を豊かに体験する機会としていく必要があるのではないでしょうか。

また、PTA、老人会、企業、市民講座など広く一般市民を対象とした依存症予防教育を実施することは依存症への理解につながるばかりでなく予防にもつながると考えます。

3 相談機関、回復支援施設の充実と専門職の養成

依存症問題は都道府県の精神保健福祉センターが中心となって相談を受けていますが、相談機関の絶対数が不足しており、そのうえ周知されていません。

また、アルコール依存症、薬物依存症、ギャンブル依存症の回復支援施設の数が少なく、行政の支援も不十分なために運営上の困難をかかえています。仲間の回復を支援しようとする回復支援施設の頑張りに、社会全体が依存している状態です。

相談機関の専門職の力量の不足はあきらかです。また回復支援施設の回復者スタッフに対する援助職としての資質と技術の向上のための研修が必要とされます。

4 依存症対策の充実

アルコール飲料の価格は国民のアルコール消費量と深く関連しており、それはアルコール依存症患者数とも関連しています。薬物の

価格は低下しており、ギャンブルも「1円パチンコ」「2円スロット」と低価格を宣伝しています。

　アルコールは自動販売機、24時間営業のコンビニでの販売と入手しやすくなっています。薬物もインターネットでの販売や宅配サービスなどで入手が容易になりました。遊戯であるパチンコ店は規制外でどこの街角にも軒を連ねています。

　また、日本はアルコール飲料の宣伝に関してWHOから規制を厳しくするように勧告を受けている状態です。ギャンブル業界の宣伝も野放し状態です。

　薬物依存症に関しては処方薬依存や危険ドラッグの問題に行政がさらに積極的に取り組む必要があります。薬物依存症に対して司法処遇よりも治療処遇を優先して回復を図るという課題に関しては、司法と矯正と医療の連携が必要とされます。薬物依存症をめぐる司法、矯正、医療、福祉、地域でのネットワークづくりを進めるなかでそれぞれの場の課題の解決にむけて協働する必要があります。

　ギャンブル依存症に関しては、ギャンブル依存症の約90％を占めるパチンコ・スロットへの賭博としての規制、消費者金融の問題などが課題です。また、カジノの問題が具体化されてきており、ギャンブル依存症の問題は厳しい状況に追い込まれることが懸念されます。

Ⅳ
家族からのメッセージ

アルコール依存症の人の家族の手記

● 妻の立場
アルコール依存症の夫と共に回復の道を

下村定子

はじめに

　私は21歳で、家族の反対を押し切って10歳年上の夫と結婚し、2人の男の子に恵まれました。子どもは産休明けから保育園や学童保育に預け、共働きを続けてきました。平日は家事も子育ても私が一手に引き受けてやってきましたが、休日はみんなで出かけたり、子どもが大きくなってからは夫婦でよくドライブに出かけ、定年後は日本中を車で旅することを夢見ていました。

　やがて子どもたちは2人とも夫と同じ仕事に就き、仕事や社会のことなどなにかと夫には相談していたようです。子どもからみれば、一生懸命働いて育ててくれたよき父親であったと思います。

夫のアルコール問題に気づき、病院や自助グループにつながって

　夫は職場の若い人を飲みに連れて行き、気前よくおごるのが大好きな人でした。家のローンや教育費で家計がたいへんなときでも、小遣いがなくなると付けで飲み、給料やボーナスで精算という無責任なことをたびたびしていましたが、2人で働いてきましたので、そんな苦しい時代も乗り越えてくることができたと思います。

　夫のお酒のことを何とかしなければと思うようになったのは2010年の春、私が退職して年金生活に入ってからでした。夫は73歳、これからは体に気をつけて収入に見合った生活をやっていこう

と何度も相談し協力を求めましたが、約束はその場かぎり、翌日には財布からお金を抜き、飲みに行ってはいつ帰ってくるかわからない状態となっていました。

　外では私のことを「きつい嫁や」と言いふらし、うそばかりつく夫にほとほと愛想がつきはじめたころ、友人から「アルコール依存症」という病気のことを初めて教えてもらいました。最初聞いたとき「好きで酒を飲み、周りを困らせる、それが病気？」と、私は正直受け入れることができませんでしたが、ともかくすぐ病院に連絡して、嫌がる夫を無理やり連れて行くと、即「アルコール依存症」と診断されました。2010年秋のことです。

　それから自助グループにもつながり、夫は否認しながらも病院や自助グループに1人で行ってくれました。そんな夫を見て断酒への期待は大きく膨らんでいきましたが、「アルコール依存症」という病気はそんな生やさしいものではありませんでした。夫はスリップ*を繰り返し、1年後、「もう1人で酒はやめられる」と宣言、病院も自助グループもやめてしまいました。そして酒浸りの毎日、飲むためにありとあらゆる悪知恵を働かせ、私は財布の中身をチェックすることに全神経を注いで、性格はさらに攻撃的になっていきました。けんかすることにも疲れ果て、子どもたちに「もう別れようと思う」と相談したこともありました。

　やがて、75歳になった夫に認知症的な症状が出はじめると、まず私の頭に浮かんだのは、「いま、認知症の夫と別れたら家族や世間からなんて言われるか」という世間体のこと。そこで、次に私は認知症予防のために夫をもの忘れ外来に連れて行き、介護認定の申請、デイサービスの契約と次々手を打っていきました。夫のためと

───────────────

＊**スリップ**　再飲酒、薬物の再使用、ギャンブルの再開などを意味する。

いうより、何としても自分の生活を守りたいという気持ちが私を突き動かしていたと思います。ところが何をしても悪くなる一方で、ようやく私は夫の病気が「アルコール依存症だ」と確信することになります。

　夫もこのままでは廃人になると思うようになっていたようです。治療を夫任せにしていた一度目の失敗から、今度こそ2人で本気で病気に立ち向かおうと決意しました。2人の思いが1つになるまでずいぶん長い時間がかかりましたが、その当時を振り返ってみると、私から見れば最善と思ってしたことでも、夫にしてみれば納得できなかったことも多く、もっともっと夫の意見をよく聞いて進めたらよかったなと反省しています。

専門家の力と仲間のなかで心の安定を

　いま夫は断酒5年目に入りました。お酒は止まっていますが、たびたびお金を持ち出し遊興費に充てるのは変わりません。そのたびに私の胸には昔のことがよみがえり苦しくなりますが、病院や自助グループで学んだことを思い出し、心を落ち着かせています。

　長い間のゆがんだ夫婦の関係を修復するのは簡単なことではありません。先生からも「長く飲んできた人ほど回復に長い時間がかかります。焦らずに長い目で見守りましょう」と教えていただきました。私もまだまだ思っていることを素直に夫に伝えることができません。

　でも、いまは何か問題が起きたとき、病院と自助グループという駆け込み寺ができました。信頼できる先生方に胸の内を聞いていただきアドバイスを受けると不思議と道が開けてきます。自助グループのたくさんの仲間が私を温かく見守ってくれています。私は最近大好きなパン作りやジムに通って健康にも気をつけています。病気

とのたたかいはこれからも続きますが、いい夫婦の関係づくりと大好きな自分になれるよう努力していきたいと思います。

● 母の立場
あせらず、ゆっくり歩きます

福井断酒新生会　**内田節子**

　息子がアルコール依存症本人で、私は母親です。私にはアルコール依存症はまったく未知の世界でした。いまから15年前、結婚していた息子が離婚し、ここから私の、たいへんたいへんな修羅場が始まりました。暴言・暴力、飲酒運転事故、たばこの不始末からのぼや、入院させれば保護室からの脱走、莫大な額のサラ金、自殺未遂、数え上げれば切りのない苦難の連続でした。そのころ、怖さのあまり私は車の中で2年余り生活しました。無知というのか、のほほんとしている私は、息子をなんとかしなくては……などと考えることもなく、一つひとつの出来事に右往左往しているだけの母親でした。

　見るに見かねたご近所の方のはからいで、精神保健福祉センターのN先生のアルコール教室につながらせていただき、そこから断酒会にも入会することができました。

　アルコール依存症は完治のない病気で、長年断酒を継続していても、一滴のお酒でも飲んでしまうと元に戻る病気であること、家族としてはコミュニケーションを大切にするなど多くのことを学ばせていただきました。そのなかで、息子は入会前の荒っぽい行動などはなくなりましたが、数え切れないスリップを繰り返しました。

　そんな環境のなかでも、息子には息子なりの考えがあったのでしょう。通っていたデイケアの職員さんの勧めもあり、社会復帰を果たしました。しかし、入社して2年目の春、親子関係と職場でのストレスからいままでで最大のスリップをしました。購入して3日

目の大きなワゴンタイプの車を街路樹に激突させ、車は大破しました。それでも飲みつづけていて、仕事から帰ってきた私に対して酒を要求し「てめえは自分の子どもがかわいくないのか」と暴力です。精も根も尽き果てた私は「もういい、どうなってもいい、どうにでもしてくれ」という思いでいました。当然、殴られ蹴られする私の顔は、見るも無惨に腫れあがり、内出血しました。でも何を思ったのか、私への集中攻撃をやめ、また飲み屋街へとタクシーを走らせておりました。私は地域の派出所に相談に行き、その日は車の中で泊まり、翌朝、断酒会の会員さんに伴われ、行政に行き、私の住む所をお願いし、別に暮らしはじめました。

　それから、10日ほど過ぎたころでしょうか。娘からの連絡で、息子に会って説得し大阪の病院に入院させることができました。初めて、アルコール専門治療につながりました。3カ月後、退院して家に帰った息子は、仕事は解雇になりました。その後、ハローワークを通して、職業訓練校で半年間の勉強の末、いまの職場に正社員として入社できました。それから6年半の年月が過ぎております。この間も4回のスリップをしております。

　大阪の病院へ行くという息子に私は久々に同行し、主治医の先生にごあいさつをと診察室に入ったとき、先生から「お母さん、ぼくの患者さんにね、90歳のお母さんが、60歳代の息子さんのことを、あーでもない、こーでもないと訴えてくるんです。お母さんは、そんなお母さんにならないでください」と。私は、いまだかつて一度もそんな話を主治医にしたことはないのに、なんでやろ？　理解力の乏しい私は、つらい気持ちを引きづりながら、帰路につきました。でも、どうしても納得のいかない私は、再度、病院に出向き、今度は、ケースワーカーさんに話をきいてもらいました。その結果、ケースワーカーさんから、息子に対する私の姿勢について、「干渉

的な考え方、後始末の過剰さ、任せられない人」との指摘を受けました。耳を押さえたくなるほどショックでした。とっくの昔にアルコール教室で教わったことなのに、全部忘れて、親風吹かせて満足している情けない母親だったことにも気がつきました。ケースワーカーさんのお話は、まだまだ続きました。やっぱり私の接し方に問題があったのか、ただただ恥ずかしかったです。多くのことを気づかせてくださった主治医の先生、そしてケースワーカーさん、アルコール教室のＮ先生、まことにまことにありがとうございました。

　息子はいま、断酒をして２年半が過ぎています。親子の会話も増えました。私自身、息子のおかげで成長させてもらっています。これも、この断酒会があればこその私たち親子です。陰になり日向になりご尽力くださった県内外の会員のみなさま、ほんとうにありがとうございます。心からの感謝です。

　まだまだ続く断酒の道ですが、いまの穏やかで幸せな日々が、今日一日また今日一日と積み重ねていけることを祈りながら、無理をせず、焦らず、ゆっくり歩いていきます。これからもよろしくお願いいたします。

● 妻の立場

最後の入院

Ｙ・Ｆ

　「ただいま！」。ニコッと笑った夫が玄関に立っている。帰ってくるはずのない夫が立っている。何事が起こったのか……？　目を見張る私に「退院の許可が出たから帰ってきた」とうれしそうに言った。玄関に差し込む太陽の光が後光のように輝いてまぶしかった。元気そうに微笑む姿だけが浮かんで見えた。私はただうれしかった。こんな日がくることをどれほど待ち望んでいたことか。

「よかった！」。ホッとした途端に目が覚めた。
　「ああ、夢だったのか……」。現実に引き戻された私は起き上がることができなかった。夫は３回目の入院中である。入院は、悩んで悩んで、悩み抜いた末に自分で決めた。
　私は過去の苦い経験から「何も口出しはしない」と決めていた。その結果、入院して離脱がもたらしたものは想像を絶するものだった。誰の目にも「再び通常生活に戻ることはむずかしいだろう」と思えた。私の頭は混乱し、整理ができないままに日が流れていった。家族、兄姉、知人、みなが「お酒やめてほしい」と願っていることを知りながら夫は飲みつづけ１日たりとも飲まない日はなかった。夫に対する怒り、恨み、絶望、どうにもならないもどかしさ。「もう限界、家を出ようか……」うんぬん悩んでいるとき夫が入院を決めた。離脱の悲惨な状態は私をますます混乱させ不安にさせた。あの人は勝手に飲みつづけ、挙句の果て介護というかたちで私を縛りつけようとしている。これほど理不尽なことがあるだろうか？　けれど１人で日常生活のできないあの人を放っておけるのか？　先の見えない不安、介護に明け暮れる自分の疲弊した姿が目に浮かびやりきれなかった。変わり果てた夫の姿を子どもたちに話すこともとてもつらかった。
　半年はゆうに過ぎた新緑の美しいころ、「日常生活は大丈夫でしょう……」との主治医の言葉で退院した。翌日から例会通いが始まった。断酒会の方々は私たちにとても温かく、お酒を飲まない日が一日一日と積み重なることは何にも増してうれしかった。おぼつかない夫と共に通いはじめた例会、いつの間にか会社に出勤するかのように当たり前になり、気がつけば１年が経っていた。そうこうするうちに夫は自転車で通いはじめた。当時「電車よりも交通費が安上がりだ」と言っていたが、最近「少しずつ元気になる自分がう

れしかった」ともらした。

　別々に行動するようになると、例会会場を大切に守り開いていただいていることに感謝しながらも自分が出席することの意義を見出せていなかった私の足は遠のいていった。「私の居場所は家族の自助グループであり、ここは依存症者本人の来るべき場所で、私は彼のために通ってあげている」と思っていた。

　私たちは傍目には仲のよい夫婦になった。どちらかが体調を崩せば心配し、なにかと気を配るようになった。が、私の心のなかには夫にのぞかれたくない秘密の箱のようなものがあった。私は彼のすべてを把握しておきたいと思いながら……。それは彼に対する不信感でもあり優越感でもあった。また、彼が提案してくれる一つひとつが私へのコントロールにも感じ、反発的な言葉は出ても私の気持ちを言葉にして伝えることはできないでいた。クリニックの家族教室に通うなかでこの不自然な自分に気づかされた。

　彼が入院する日、主治医との面談のなかで、「どないしたら、酒がやめられるのかわかりません……。何を、どうやったら、酒をやめられますやろか……？」と苦しい胸中を打ち明けている。「入院して酒やめていこう。君ならやめられるヨ」と背中を押された彼はポロポロッと涙を落とした。退院して数年後に、あることからこの彼の本心を知った私は絶句した。

　かけがえのない人と一つ屋根の下に住みながら互いに背を向け孤独で、自分も相手も傷つけ追い詰めていた彼の飲酒時期。こんな不幸が永遠に続くのではないかと思っていたが、医療関係の方、自助グループの仲間、その他多くの方々に助け出されて私たちのいまがある。ささくれていたお互いの心が癒されて「我が家」と思えるようになった。玄関を入ってホッとするこの温もりを大切に暮らしていこう……と思う今日である。

薬物依存症の人の家族の手記

● 父の立場

青い鳥

吉山秀夫

　日ごろから不眠症の私は今夜も寝つけずもんもんとしていた。夜半過ぎ２階でごそごそと物音がする。２階には息子が寝起きしている。変な胸騒ぎがして起きてようすを見に行く。２階に続く階段を見上げて「アッ」と声を出す。そこには長身の息子が２階廊下の手すりからぶら下がっているではないか。足先がピクピクとけいれんを起こしている。

　これはダメかもしれないと思いながら階段を半分ほど駆け上がり息子の膝を抱きかかえる。少しでも首が絞まるのを防ごうと体を上に持ち上げつづける。同時に大きな声で「お母さん、ハサミ、ハサミ」と叫ぶ。異変に気づいた家内がいつも食卓に置いてあるハサミを持ってきて２階に駆け上がり首を吊っている紐を切る。私は息子の膝を抱きかかえたまま一緒に階段を滑り落ちた。

　階段の途中に白い丸いものが転がっている。梱包用のビニール紐のボールである。この紐で首を吊ったのだろう。まるで一つ目小僧の目のようにこちらをにらんでいる。その目玉の黒さは底なしの闇を見るようであった。苦しかったのであろう、息子はゼイゼイと息をしながらうろうろしている。すぐに救急車を呼び病院に連れて行く。夏の夜明けは早い。空が白みはじめたころに帰宅する。食卓に座った息子の前で思わず「あぁ、よかった」とつぶやく私であった。息子は何も言わずうなだれていた。

ことの始まりは十数年前にさかのぼる。大学を卒業した息子はすぐにアパートを借り独身生活を始めた。あるとき東京に行くと言い出し、友達のつてを頼って夜行バスで旅立った。何のために東京に行くのかと聞くと「青い鳥を探しに行く」としゃれたことを言っていたが、自分の力で未来を切り開く勇気には感心したものである。

　東京で2年ほど経ったある年の正月、忘れもしない1月4日である。息子から電話がかかってきた。東京で覚せい剤を使用しており幻覚症状もありこのままではどうにもならないと警察に自首し、薬物検査の結果を待って逮捕されるとのことであった。1週間ほどして東京の警察から「息子さんを逮捕しました」との連絡を受けた。

　大人になってから人前で泣いたことなどなかった私であるがこのときばかりは泣いてしまった。息子自身1人でいろいろ悩み、葛藤し、後悔を続けていたであろうと想像するとかわいそうでならなかった。不思議と怒りなどは湧いてこなかった。涙がひとしずく床に落ちたのをじっと見ている私であった。

　裁判を経て執行猶予をもらって東京で出直したはずの息子であったが再度覚せい剤の使用が発覚した。友人の連絡によるものだが、そのとき私は自首をうながした。素直に従って地元警察に出頭した。そのときの私は対処方法がわからず、1、2年の懲役が薬になり将来の息子にとっては有益なことと考えていた。結果的にその方法が正しかったのかどうかいまでもわからない。

　関東の刑務所を転々とした息子は出所して大阪のわが家に帰ってきた。大阪では職業訓練などを受け、とある会社に勤めだしてから数年、再び覚せい剤の使用を始めたのか、息子のようすがおかしく、幻覚などを訴えるようになっていた。そのやさきの首吊り騒ぎであったのだ。

　薬物にも詳しいとされるある高名な病院の診察を受けた。診察の

後で先生と話をする。ぼそぼそと話をする先生である。「息子さんは『覚せい剤は僕の命で、生きがいである』というような話をしている」とのこと、先生は「本人が自分から『やめたい』と言い出すまで待たなくてはならない。少し時間がかかるだろう」と言う。私は「親は何をすればよいのでしょうか？」と尋ねる。先生は「親は何もすることができない。待ち、そして見守ることしかできない」との話をされる。私は暗澹たる気持ちになった。

　首吊り騒ぎから数カ月後、息子は家を出ると言い出した。家を出て友だちと一緒に生活をシェアしながら生きていくという。息子は同性愛者（ゲイ）なのである（私的にはゲイという言葉は侮蔑の意味があるようで嫌いである）。息子が同性愛者であると告白したのは最初に逮捕された東京の拘置所からの手紙であった。中学ぐらいから自分は同性愛者と感じ暮らしていたという。周りに気づかれないように、知られないようにと自分を殺して生きてきたと連綿と書かれていた。その手紙を読んだ私は驚きも否定もなかった。「そうなんだ、でもそんな人生もありかな」と思った。彼とはお互いに骨を拾ってやるとも約束したそうである。息子と一緒に私物を取りにきた彼は背丈もあり男前でなかなかの好青年である。そういえば東京で逮捕されたときに世話になった友達も好青年であった。息子は人を見る目があるんだなとちょっと安心した。

　少し離れた地方都市に生活しだした２人であったが、息子は覚せい剤と手を切ることができずその影響か二度の睡眠薬自殺を試みた。その年の暮れに我が家に一時帰省した帰りに行方不明になった。非常に心配したが４、５日して警察から勾留通知が届いた。覚せい剤使用で逮捕されていたのであるが、ある意味安心したものである。公判を経て２年の懲役刑を受けた息子は優秀服役者として満期まで４カ月を残して出所し、彼との生活を再開した。収監中には

毎月2、3回かかさずに面会に行ってくれていた彼であった。ひょっとしたら青い鳥は東京ではなく大阪にいたのであったのか。

穏やかな天気が続く今年正月に2人そろって新年のあいさつに来た。そのおりに息子に尋ねる、「覚せい剤とは手を切れそうか」と。息子は「心配しないで、手を切る」と言う。しかし息子の覚せい剤との戦いはこれからも続くのであろうと思うが、信じて見守ってやりたいと思う。

● 母の立場

息子に感謝。すべての人に感謝。私は人として歩む

K・F

早朝の電話の呼び出し音で目が覚めた。警察からの電話だった。「息子さんを預かっています。詳しいことはお話しできませんが、面会が可能になればまたお知らせします」。私の全身に衝撃が走った。起きてきた夫に伝えようとするが、うまくろれつがまわらない。しばらくぼうぜんと受話器を持っていた。

いまから6年前のことだった。私たちの息子は当時29歳。長男の生まれ変わりだと誕生を喜び大切に育てた息子。数日して面会が許され息子が留置されている理由がわかった。覚せい剤所持。第1回目の逮捕。なぜこんなことに。心がざわめくばかりで考えがまとまらない。何をしても上の空。裁判では懲役1年半、執行猶予3年の判決が下った。私が初めて経験する裁判所。不思議な感情が私を包んだ。自分を維持するのがやっとだった。それでも気持ちは、息子に何とか立ち直ってほしい、いや立ち直れるだろうという根拠のない願望を私は抱いた。

息子は、数項目の厳守事項の約束と150万円の保釈金とを引き換えに社会での生活を許可された。息子は仕事に励んだ。若いときか

ら仕事に懸命に励む息子の姿勢は親ながら感心し尊敬の念を抱いていた。また、事情を知りながらも受け入れてくれた会社に感謝した。

しかし、執行猶予の3年を終えるころ、仕事のうえで息子にとって耐えがたい大きな転機があった。息子の生活は徐々に短期間で乱れていった。そして2回目の逮捕。覚せい剤使用・所持による実刑懲役1年半の判決であった。弁護士さんより聞いて、覚悟はしていたものの全身の虚無感・脱力感を覚えた。

親は何ができたのか。親は何をなすべきだったのか。いてもたってもおれず、京都ダルクに電話し、訪ねた。家族教室で薬物依存症は慢性の病気であると学んだ。そのとき息子を愛おしく思った。家族からナラノンを紹介され足を運んだ。そこここで、薬物に関する問題をかかえた家族が、なまなましい体験を話していた。共感できる話、勇気がわく話、足を運ぶうちに自分も体験を話すようになっていた。この「言いっぱなし・聞きっぱなし」のミーティングが私の心を癒し、自分を取り戻す機会になっている。そのことを実感できるようになったのはしばらくたってからのことだった。

ナラノンの書籍を何度も読み返した。そのなかで印象的だったのは、3つのCのこと。私がそれを引き起こした（Cause）のではない、私はそれをコントロール（Control）できない、私はそれを治すこと（Cure）はできない。私は3つのCを口ずさむ。気持ちは軽くなっていった。

薬物依存症に関する学習会があればもらさず参加した。地理にうとい私は夫に同伴してもらい共に参加した。薬物依存症に関する書籍も読んだ。そのなかでも自己治療仮説は興味深く、息子と自己治療仮説を、重ねて深く学ぶことができた。私は息子のことを、より愛おしく思った。

私は何をしていたのだろう。母親として息子と適切な関わりをもってきていたのか。仕事と家庭、両立できていたのか。家族の気持ちを思いやるゆとりもなく、私の自己中心的な行動に巻き込み、家族を傷つけていたのではないか。自分を責めつづける日々が続いた。

　そんなとき、ナラノンで12ステップに出合った。私は私の人生の羅針盤を12ステップに見出した。私は仲間やスポンサーの助けを得て、自分を見出す旅に出た。やがて、私の欠点の１つは、「自分の気持ちを言葉で表現せ（でき）ず、喜怒哀楽を心のなかに押し込めてしまうことだ」と理解できた。喜怒哀楽を押し込めてしまったコントロールの効かない私の行動は、家族には、異様に映ったであろうと思い起こされる。でも私はいま、言葉という手段を使って、気持ちを表現することができるようになった。クラフト*で学んだ私（I）を主語にして話す「アイ（愛）メッセージ」である。家族との距離が近くなっていると感じる。

　薬物依存症者が家族であるがゆえの心の慟哭（どうこく）。私はカウンセリングを受けはじめた。自分に正直に話すことで、気持ちが整理できている。最近、自分を責めることが少なくなった。むしろ、過去の自分を受けとめ、私が生きてきた人生の頑張りを、心から認められるようになった。私は回復してきている。

　そういえば、息子が刑務所にいるときは悪夢にうなされていたのに、最近は夢のなかで笑っているらしい。私は回復を実感する。

　息子の刑期中は定期的な面会、薬物依存症に関する情報・書籍の提供、親の思いを綴った手紙・差し入れなどでコミュニケーションを図った。この私の行動は、ある書籍から得たもので「家族の関係

---

*クラフト（CRAFT）　依存症の人の依存の軽減や治療への導入を目的にした家族支援のプログラムで、コミュニケーションの改善を重視している。

性への責任」に後押しされたものといえる。息子は何回か懲罰を受け親をハラハラさせたが、何とか刑期を終え帰ってきた。

息子は親が願う回復施設への入寮ではなく仕事をするという選択をした。息子はいま、周囲の理解と協力を得ながら一歩ずつ、回復の道を歩んでいる。しかし、回復の道は険しい。険しいが、回復の道は1つではないことを学んだ。どこに助けを求めていけばいいかもわかった。

息子がこれからも、自分で考え、納得し、決めたら責任ある行動をとり、今日一日、回復の道を歩んでいくことを願い、日々祈っている。

私は、私の人生を見直す機会を与えてくれた薬物依存症の息子に感謝する。

最後に、多くのわかちあいをいただき、私の心のオアシスとなっているすばらしい仲間、尊敬するスポンサー、どんなときにも支援の手を温かく差し延べて回復を待っていただいている多くの関係者・支援者の方々に感謝いたします。

● 父の立場
息子を信じ、本当の家族になっていく

K・O

我が家は、私と妻、シンナー依存症の次男（34歳）、4つ年上の長男、年子の妹の5人家族です。

次男は、中学1年生の10月ごろから不登校になりました。最初は、家に引きこもっていましたが、やがて、同じような仲間と遊ぶようになり、万引き、深夜徘徊、先輩の家のたまり場での外泊、シンナーをやる先輩（A君）との出会いとエスカレートしていきました。

中２の夏休みにシンナー吸引で警察に補導されました。それ以後は、機会的使用であったと思われますが、中３のころになると進路の不安もあってか、シンナーを頻繁に吸うようになり、自宅がシンナー仲間のたまり場になりました。シンナーの一斗缶を盗みに出かけることも何度かありました。

　このころは、シンナー吸引で心臓が苦しくなって病院に行ったり、クリニックでのカウンセリングを受けたり、シンナーの缶を私と一緒に捨てに行くなど、やめたい気持ちを何度も見せたりしましたが、やめたいけど、やめられない状態でした。

　17歳のころにシンナー吸引と暴力事件で医療少年院に入りました。出院後しばらくして、再使用が始まりました。シンナーでらりっているなかでの寝タバコでぼやを出し、再度、家庭裁判所で審判を受け、今度は、指導観察をお願いしました。

　次男と私は、中学を卒業したあたりからはほとんど話ができない関係になっていました。顔を合わせることも嫌がり、食事も２階の自分の部屋で食べるか、居間に降りてきたときは、「あいつ、どっかやれや」と母親に言っていました。万引きや他市の非行グループとのトラブルで学校からの呼び出しや警察にお世話になるたびに説教することが多くなり、深夜徘徊や外泊、シンナーを盗みに出る息子の後を追いかけたり、シンナーを取り上げようと格闘になったりしました。母親に蹴りを入れたときに息子を倒して鎖骨を骨折させたこともありました。A君や非行仲間との関係を断とうと電話を伝えなかったり、シンナーの臭いをさせながら家に来たA君を門前払いしようとしたことは、さらに息子との関係を悪くしました。

　息子が再びシンナー吸引で逮捕され、ようやく私たちは、ダルクにつながりました。そこでの学習会やN先生の薬物家族支援プログラム、そして妻は、家族の自助グループにつながりました。薬物

依存が病気であること、コントロールして薬物をやめさせることはできないこと、無力であること、本人の立ち直りたいという回復力を信じ、大人としての本人への対応や理解を深め、温かい家族関係を築き家族の絆を強めることの大切さを学びました。具体的な場面ではむずかしいことも多いですが、「嫌なことは嫌。できないことはできない」と意思表示するように努め、シンナーについても交友関係についてもコントロールしない、責任の肩代りをしないなど、一人の大人として接するように対応を変えました。

　シンナー吸引で逮捕され、その執行猶予中の10カ月間シンナーをやめ宅配の仕事を自分で探し、収入を得る喜び、働く喜びを体験し、仕事のことを妻によく話していました。しかし、また、シンナー不法所持で逮捕、7カ月の実刑を受けました。「7カ月の刑務所生活を無駄にしたくないから、資格の本や生き方の本を送ってほしい」と、人生を前向きに考えていることも伝えてきました。

　出所して4カ月後、A君と万引きをし、逃げるときに捕まれた警備員さんを倒してしまったということで逮捕されました。万引きは認めても、わざと警備員さんを倒したということを認めるのは、今後の生き方が違ってくるというので、ダルクに理解のある弁護士を初めてつけました。息子自身も、「自分にもちゃんとした生き方ができてたのに、自分で自分の人生をつぶしてしまった。それが悔しい」と言っていました。私も、息子がこれまでシンナーをやめて仕事も頑張りたいと願って頑張ってきていたことやシンナー依存について学んできたことなどを精いっぱい情状証言でしました。1年2カ月で出所してからは、シンナーもやめ、仕事も頑張り、私との関係も少しずつできて話せることも増えました。

　5年ほど前には、彼女ができ、さらに生活を頑張ろうという気持ちが高まったようです。一緒に暮らすようになりましたが、彼女が

精神的にしんどくなり、追い出されて我が家に戻ってきました。妊娠を知ったことで、親にも相談できず、昔の仲間とシンナーを吸うことが1回ありました。彼女が男の子を出産し、乳児院に措置されました。その後、また彼女との生活をやり直しました。出所後、まもなく10年。息子は、仕事も頑張り、親子3人で暮らせる日を楽しみにしています。子どもへの息子の関わりは、ほんとうによい父親です。

●父の立場

祈り

自助グループナラノン　**T・Y**

　薬物依存症の息子をもつ父親です。私は1940（昭和15）年生まれで、終戦後の生活も少し経験しています。私が小学3年生のときに父がギャンブルで家庭を無茶苦茶にし、お正月の餅も食べられなかったことがありました。私の母は私の弟と2人で、私を父の元に残し実家へ行きましたが、父のギャンブルは止まりません。私も1人で家にほったらかされ、食べる物もなくなり、学校にも行けなくなったので、お隣でお金を借り、母の所へ逃げていきました。

　そのときに、男はギャンブルをせず一生懸命働いて家族を養うのが務めだと決意しました。母子家庭で育ち、中学生になり新聞配達をし、高校は昼働いて夜間にいきました。

　電機関係の会社に就職し24歳で結婚、長男、次男、三男と子どもにも恵まれ、家も車も購入でき、私なりに順調な生活でした。

　次男の薬物問題の発覚は大きなショックで、私の人生最悪の出来事でした。「人間やめますか。薬やめますか」といわれていたことが現実となり、いままで築いてきた私の人生は狂わされ、なんとか親としてやめさせねばと、必死な思いで対応しましたが、悪い方向

へ展開するばかりでした。

　息子は薬物問題で二度も刑務所に服役しています。一度目は私は妻に任せ仕事を理由に、息子の対応から逃げていました。一度服役しているので、もう懲りて薬はやらないだろうと思っていたのに、また薬に手を出し狂いだしました。どう対応したらよいかわからず、妻が調べていた回復施設に2人で相談に行き、施設の方に「今度はお母さんに代わって息子さんの対応をお父さんがやってください。そして息子さんにはけっして怒らず責めないで、本人が回復につながることだけに対応し、ほかのことはいっさい受け入れないでください」と言われました。妻にはいっさい対応させずに、私がすべて引き受けることになり、少し恐怖を感じました。息子は、当時1人住まいでした。電話とメールで「金を出せ！　殺すぞ！」と1日80回ほど責められ、薬物依存の恐ろしさを痛感し、耐えがたい思いをしましたが、施設から言われたことを守りつづけました。

　息子はいつも怒鳴り返す親父を変に思ったのか「親父はボケとる。母を出せ」と言って暴言を吐きましたが、受け入れはしませんでした。息子は金もない、食べるものもない状態で果物ナイフで首を切り自殺を図りました。「しまった、えらいことになった」と、必死で息子の住居に行き、真っ暗な部屋に入ると、息子が大声で「入るな！　殺すぞ！」と怒鳴りました。「生きてくれていてよかった」と。部屋を出てコンビニの前まで行き、なにか食べる物を差し入れしようかと思いましたが、施設の方に指示されたことではないと心を鬼にして家路につきました。

　息子は自分で救急車を呼び助けを求め、そして警察に自首し薬物検査で使用が判明し、拘置され、裁判を経て実刑が決まり、二度目の刑務所入りです。後でわかったのですが、自分で切った傷があと3ミリ深ければ頸動脈に達していたとのことでした。依存症は死に

いたる病といわれているのを痛感しました。

　私より落ち込んでいた妻がよく電話で会話し、よく出かけるようになり、平静になってきているので、その理由を聞いたら、行政に相談して紹介された薬物依存症の人の家族会ナラノンに参加していると知って、妻に同行しました。明るくあいさつされ迎えられました。女性の方ばかりでしたが、雰囲気もよく笑顔があふれていて、薬物依存症の人のいる家庭なのかなあと思ったほどでした。

　「言いっぱなし、聞きっぱなし」のルールのなかで話されていることは、世間では恥ずかしくて誰にも言えない内容で、心の底からの正直な話をされていました。ほんとうにすごい所やなあ。聞いている私の心のなかにある苦悩がスーッと抜けていくのが感じられ、不思議な気持ちになり、それからは妻と一緒にナラノンと薬物依存症の勉強会に行くようになりました。

　それから3年半、北海道、四国、中国、九州と開催される集いに参加し、すばらしい仲間と交流ができ、いまではその集いの場が私の人生のなかでいちばん居心地のよい場となっています。

　薬物依存症は病気で、依存症に対して親は無力であり、自分以外の人を変えることはできず、変えられるのは自分だけである。自分以外の人に対しては、愛を創造できるのであると、人間としての生き方を教えていただきました。

　おかげさまで、すばらしい多くの仲間の経験談を聞き、薬物依存症の人を変えようとするのではなく、大きな心で愛情をもって手を放すことが自分なりにできるようになり、依存症の息子と接するようになれました。

　依存症の息子は、昨年二度目の刑期を終え、刑務所から直接回復施設に自分から入所し、一度施設を脱走し再入所し、自分で卒業しました。いま、大阪に住み、飲食関係の仕事で働いています。面接

時に自分の経歴を正直に話し、雇ってもらえないと思ったのですが、面接された社長様が保護司をされていて採用が決まり、正社員として働いています。日記形式で手紙を書き、日ごろの生活状況を知らせてくれています。人間関係で苦労しているようですが、本人も今日一日を頑張ると言って社会生活の一歩を歩んでくれています。いまの私は、息子が今日一日の積み重ねで回復への道を進むことを祈っています。

　私の人生をドン底に落とし家族を苦しめた薬物依存症の息子がいてくれたから、ナラノンですばらしい仲間との出会いがあり、私自身の我がとれ変われたこと、愛ある喜びの人生経験ができたこと、多くのすばらしい愛を与えてくれた薬物依存症の息子にいまでは感謝の気持ちでいっぱいです。

　薬物依存症は、完治できない病といわれています。その家族は共依存症です。完治できないがやめつづけることはできます。今日一日を大切にし、親子で回復の道を歩んでいけることを祈っています。これからもナラノンと依存症に関する勉強会には通いつづけ、依存症の問題に苦しんでおられる方を少しでも応援できればと思っています。

ギャンブル依存症の人の家族の手記

●妻の立場
家族が一緒に回復できる日を信じて

自助グループメンバー　T

　夫がギャンブル依存症です。旅人（依存症の人）のコートを脱が

すのは北風か太陽かどちらでしょう？　そう聞かれたら依存症について学んだいまなら私は迷わず太陽だと答えます。

　でも依存症について何の知識もなかった、そんな病気があることすら知らなかった私は、パチンコにはまっている夫に対して怒りでいっぱいで、ずっと夫をきつい言葉で責めつづけていました。お金と時間の約束が守れない夫を許せなかったのです。どうして借金を繰り返してまでパチンコに行くのか私にはまったく理解できませんでした。私は誰にも相談することができず、出口が見えない暗いトンネルの中で孤独と不安に押しつぶされそうになりながらじっと耐えていました。

　いろいろ調べていくうちに、もしかしたら依存症かもしれないと思いながらも、なかなか最初の一歩を踏み出せないでいました。家からお金を持ち出して何とかパチンコに行こうとする夫と生活費を守ろうとする私のほんとうにしんどい闘いでした。そしてあるときから銀行やクレジットのカードでお金を引き出すようになり、とうとうサラ金にまで手をだしてしまいました。私の知らないところでけた違いの借金がどんどん膨らんでいき、ある日突然その事実を突きつけられるのでした。

　2009年5月のゴールデンウィークあけに、3回目の大きな借金が発覚しました。このとき私は夫が依存症であると確信し、家族の力ではどうすることもできないと思いギャマノンにつながりました。ギャンブル依存症という病気があることを知って2年以上の月日が流れていました。

　初めてギャマノンに参加したとき、つながってまだ1年の人たちがとても明るく謙虚に自分のことや依存症の人のことを話しているのを聞いてとても驚き、ここに通いつづければ私たち夫婦もあんなふうに回復できるかもしれないと少し希望をもつことができまし

ギャンブル依存症の人の家族の手記

た。そこは、「家族が一緒に回復できる」と信じることができる場所でした。先ゆく仲間の話から、借金の尻ぬぐいと責めるのをやめることが大切だと気づかされ実行しました。すると夫は1カ月遅れてGAに通うようになりました。でも夫は自分が依存症であることを認めず、最初のうちは1カ月に1回のペースでした。自分なりにパチンコをやめようと努力したようでしたが、結局はGAに通いながらもスリップしていることがわかりました。自分1人ではやめられないと思ったのか、半年たったころから夫は毎週GAに通うようになり少しずつ回復していきました。私もギャマノンでいろいろ話すことができるようになり、気持ちが少しずつ楽になっていきました。そしてその年末に宝くじを買ったのを最後に約8年、今日までギャンブルのない生活が続きました。パチンコに行ったら「蛍の光」を聞くまで、あるいは財布にお金がなくなるまで帰ってこなかった、あんなにどっぷりはまっていた夫のギャンブルがやっと止まったのです。

　ギャマノンにつながり、それまで得ることのできなかったセミナーや家族教室などの必要な情報を得ることができるようになりました。

　家族教室の先生には、依存症の人に対して家族がどのように対応すればよいのかを教えていただきました。とくにクラフトのコミュニケーションのとり方を教えていただいたことは、具体的でたいへん役に立ちました。また司法書士の先生には借金返済の相談にのっていただきました。夫がGAにつながって1年を過ぎたころからそれまで私1人でつけていた家計簿を2人で協力してつけるようになり、そのアドバイスをいまもいただいています。そして月に1回のカウンセリングは3カ月に1回になりましたが、2人で受けつづけています。

信頼できる先生方や仲間に恵まれたことは私たち夫婦にとってとてもラッキーでした。多くの方々の励ましと支えがあったおかげで回復を続けてこられたのだと感謝しています。
　いまでは、2人でGA・ギャマノンに通うのが当たり前になりました。夫はGAで役割を担い、前向きに取り組んでいます。そして、夫婦でよく映画を観に行ったり、小旅行に出かけたりするようになりました。始めの3カ月であきらめていたら、いまの私たちの穏やかな生活はなかったでしょう。
　依存症という病気は周りの人を巻き込み苦しめる、しかも完治しないやっかいな病気です。でも、夫が望んで依存症になったわけではないこと、回復にむけて努力していることを思うと、いまは過去の夫を責める気にはならないし、私のなかで夫に対する怒りがほとんど消えていることに気づきます。
　依存症という病気を通して、知らないことの怖さ、勉強することの大切さ、継続することのむずかしさと尊さを学びました。
　大きな幸せでなくてもいいのです。自分の足元にある小さな幸せを感じとってこれからも笑顔のある生活が続けられることを願っています。

● 母の立場
歩み

ギャマノン大阪グループ　**アキコ**

　2年前、私は夫と2人でギャマノン大阪グループにつながりました。息子の最初の悪事から6年半が過ぎていました。私たちが知るところの初めての悪事です。
　息子は地方の大学に通っていたので日常を垣間見ることはむずかしく、そのころからパチンコにはまり依存状態になっていったのだ

と思います。パチンコをしていることは知っていましたが、お小遣いで遊んでいる程度のことと、さほど気に留めていませんでした。いま思えば、たびたびお金のむしんをしてきていました。息子の言い分を信用し、せっせと仕送りをしていました。パチンコと、パチンコ代を稼ぐためのアルバイトに明け暮れ、学校は満足に行っていなかったようです。留年を繰り返し、6年通いましたが卒業はできませんでした。

　私たちは、その事実を知らされていませんでした。6年間も授業料を払いつづけた私たちは詐欺にあったようなものです。ですが、その間息子のようすに気づいてやれなかったこと、きっとシグナルは出していたはずなのに見えていなかったこと、見ようとしていなかったことは、いまも悔やまれます。

　そして、卒業したふりをして大阪に戻ってきた息子は、就活をしながら、アルバイトと税理士をめざし専門学校にも通いはじめましたが、身につくことはありませんでした。そんなころに最初の悪事が発覚しました。預金が消えていました。奨学金をできるだけ使わずに残しておいたお金でした。通帳、カードをしまっている場所、暗証番号を知っているのは息子だけだったこともあり、私の疑いの目は、まっさきに息子に向けられました。息子を疑っている自分が情けなく息子に申し訳ないと思いました。どうか、私の勘違いであってほしいと願いましたが、無情な答えが待っていました。

　この事件を皮切りにパチンコをやめることができずに繰り返される数々のうそと膨れ上がる借金。怒りと悲しみと不安、そして「今度こそは」と期待をしてからの落胆。もう何度繰り返したか忘れてしまいました。私を責めてくることもたびたびありました。

　私のせいで、こんな不具合な息子に育ってしまったのかと、何がいけなかったのか自問自答を繰り返し、落ち込む日々が続きまし

た。

　ようやく、もう自分たちだけではどうすることもできないことに気づき、すがるような思いでギャマノン大阪グループに足を運びました。息子も、私たちがギャマノンに通っていることを少しは気になっていたようですし、お給料の管理もすることになり、自粛しているかと思っていましたが、まだまだあまかったようです。息子自身も、パチンコをやめられない生活に疲れていたのでしょう。夜も眠れていないようすでした。体調を心配しているやさき、通勤途中に気を失い救急搬送されました。

　そのことがきっかけとなり、息子はGA大阪グループにつながりました。いままで背負っていた重い荷物が少し軽くなったことは間違いないと感じました。GAにつながることが最終章ではありませんが、回復をめざし、一歩を踏み出してくれたことはほんとうにうれしかったです。

　しかし、長くは続きませんでした。半年も経たずにスリップをしてしまいました。想定内だったことでしたが、やはりショックでした。自らの手で自らの首を絞めたのです。どこまで頭が悪いのかと、情けない思いでした。スリップをした直後は、パチンコに行きたい衝動を抑えるのが、かなりつらかったようです。「1回のスリップで、そんなにしんどかったら、次スリップしたらもっとしんどいかもねえ」と私が言いましたら、息子からは「今度したら終わりやろ」という言葉が返ってきました。そんな発言から約2カ月後、再びスリップをしてしまいました。力のない声で「パチンコのやめ方がわからない」と言った息子の心情をはかり知ることはできませんが、かわいそうで、何とかこの苦しみから解放させてやりたいと思うことしかできませんでした。

　ただ、私自身はといえば、最初のスリップのときほど大きな落胆

はなく、不穏な空気は感じていたので、覚悟はできていたように思います。息子には、自分のために気持ちを強くもちつづけてほしいと思います。数年前までは、いまの自分や息子の現状を想像するにいたりませんでした。夫婦で定年を迎え、優雅にとはいかなくても、それなりにのんきな老後を過ごせていると思い込んでいました。

　息子のギャンブルの問題がなければ、GAやギャマノンを知ることもなかったと思います。いまは、自分のためのミーティングであること、学んだことを身につけることが息子の回復にもつながると思えることができるようになりました。大阪グループにつながれたこと、先ゆく先輩方に出会えたことで、家族がギャンブルの問題をかかえていても、笑っていられるのだと思います。

　引き合わせてくれたのはギャンブルの問題をかかえる息子です。けっして、息子に感謝はしませんが、この出会いはとてもありがたく、自分の運命もまんざらではないと思えています。これからも、息子ともども心にゆとりのもてる、平穏な日常に少しずつ近づいていきたいと思います。

● 子どもの立場
ありがとう

自助グループメンバー　**K**

　母親がギャンブル依存症のKです。私は幾度この発言をしたでしょうか、自助グループメンバーとして。

　母親の賭博歴は長く、私はパチンコ店で育ちました。店で過ごす時間が苦痛でひたすら母親の足下でただ座り時間が経つことを待っている子どもでした。母には身体障がいがあり、父親とは、入籍、同居をしておらず、子ども心ですが、かわいそうと思っておりパチ

ンコをやめてほしいとは言えませんでした。入籍同居後も父親は負い目があったのか、それとも私たちに無関心だったのか、ギャンブルに興じる母親の行動を問題視しませんでした。始終金銭トラブルを起こし、周囲をあきれさせてましたが、私は家ができたことにより、もうパチンコ店に行かなくてもいいことがうれしかった。

　問題をたくさんかかえた機能不全の家庭でした。両親のような生き方はしない、そんな考え方が当時の私を支配していました。友達もできずに一人ぼっちでしたが、先生にはやさしくしてもらい、学校嫌いにならずにすみました。母を取り巻く大人たちからは子どもが早く働き借金を返すべきだと言われつづけました。母の父親はアルコール依存症で、母の一番上の弟はアルコール依存症で57歳時に肝硬変、三番目の弟はギャンブル依存症で64歳時にパーキンソン病で亡くなりました。叔父の子どもたちも私と同じような子ども時代を過ごしており幸せではなかったと思います。

　私が就学を終え社会人となっても、母のギャンブルは止まりませんでした。仕事に没頭することで私は母のギャンブル行動を忘れようとしていましたが、そんな状況に転機が訪れました。多重債務問題です。幾度となく繰り返される借金は、そのつど父や私が返済していました。返済するたびに次の借金総額が増えつづけ、私たちではどうにもならないと気づきはじめました。司法、医療、行政と相談をしましたが、当時はギャンブルが引き起こす難題については適切な対応を受けることはありませんでした。

　困り果てた私が目にした小さな新聞記事こそがいまの私を作ってくれました。その記事のなかで、ギャンブル依存症という言葉を知り、回復のために自助グループ活動があることも知りました。父、母、夫に記事を読んでもらい話しあいましたが、父、母の否認が強く、なかなか自助グループ参加にはなりませんでした。しかし、母

のギャンブルをやめさせる有効な手だてもなく、私と夫の強い説得のもと母はしぶしぶ自助グループのミーティングに参加しました。

　それから数年が過ぎました。私と母はミーティング参加を継続させていましたが、残念ながら父は自助の考え方や重要性を理解できず、ますます否認が強くなり、父のミーティング継続参加を断念いたしました。父の不参加を嘆くより、私と母が参加を継続させればギャンブル依存症のことがもっとわかり、ギャンブルにとらわれない生き方ができるのではないかと思えたことが継続参加につながりました。

　たくさんの事柄を仲間から学びました。何事においても無理強いはよくないよとやさしく仲間にたしなめられ、自身を冷静に振り返ることもできるようになりました。いまでもあのとき小さな会場の扉を開け、足を踏み入れ、参加を歓迎してもらえたことに感謝しています。誰にも話せなかったギャンブル問題、自身の苦痛を、ミーティングでは仲間に話せる、そして口外される心配もない。このことが私と母の心を落ち着かせてくれました。母はギャンブルをやめ14年、ミーティング参加を継続させました。ギャンブル問題がなくなれば、母がもっていたもともとの性格の長所がたくさん現れ、私は母を人生の先輩としても尊敬できるようになっていました。

　そしていま、父も母も私の前から姿を消しました。母は亡くなる1カ月前までミーティング参加を私と継続していました。父のミーティング参加継続はかなわなかったのですが、自助グループが妻の回復を可能にしたことは認めていました。私はいまもミーティング参加を継続しています。悩み苦しむ私たちに光を照らしてくれた仲間がいたこと、そして私が今度は微力でも自身が体験した回復を新しくつながる仲間に、話していく順番だと思っています。最後に母が亡くなる間際に書き記したメモを記載いたします。

「若い力、やさしい仲間に囲まれて過ごす刻は私にとっては至福です。計画や想いはたくさん胸のなかにありますが、年齢を増すごとに実行からは遠のいています。そのことが少しつらいかな。特別ではなく当たり前にミーティングが開催でき、開催会場探しに困らない社会であってほしい」

　以上の言葉を残してくれていました。ありがとう、お母ちゃん。ありがとう、私たちを支えてくださった自助グループの仲間。

参考文献

高木敏・猪野亜朗監修『アルコール依存症―治療・回復の手引き』小学館、2002

加藤力『家族を依存症から救う本―薬物・アルコール依存で困っている人へ』河出書房新社、2012

西川京子『知っていますか？ 薬物依存症 一問一答』解放出版社、2014

西川京子『知っていますか？ ギャンブル依存 一問一答』解放出版社、2013

ワンデーポート編、中村努・高澤和彦・稲村厚著『ギャンブル依存との向きあい方―本人・家族・支援者のための一人ひとりにあわせた支援で平穏な暮らしを取り戻す』明石書店、2012

田辺等『ギャンブル依存症』NHK出版、2002

信濃毎日新聞取材班編『依存症からの脱出―つながりを取り戻す』海鳴社、2018

ロバート・メイヤーズ、ブレンダ・ウォルフ著、松本俊彦・吉田精次監訳、渋沢繭子訳『CRAFT 依存症者家族のための対応ハンドブック』金剛出版、2013

西川京子『依存という病癖の物語 家族が苦悩から新生に向かう支援』アカデミア出版会、2013

斎藤学『依存症と家族』学陽書房、2009

クラウディア・ブラック著、斎藤学訳『私は親のようにならない―嗜癖問題とその子どもたちへの影響 改訂版』誠信書房、2004

西川京子（にしかわ きょうこ　本名・藤塚京子）
奈良県生まれ。精神保健福祉士。社会福祉士。関西学院大学大学院博士課程後期課程満期退学。社会学博士（同志社大学）。大阪府豊中保健所精神衛生相談員、福井県立大学看護福祉学部社会福祉学科教員などを経て、2010年4月より新阿武山クリニック精神科ソーシャルワーカー（非常勤）。
各地の精神保健福祉センター、保護観察所、刑務所などで、アルコール依存、薬物依存、ギャンブル依存などの教室やセミナーなどを担当。2008年より全日本断酒連盟顧問。2011年より大阪府断酒会顧問。2010年、第62回保健文化賞受賞。

著書　『アルコール依存症患者・家族へのエコロジカル・ソーシャルワーク』（相川書房、2006年）、『薬物問題をもつ家族への援助研究』（相川書房、2011年）、『依存という病癖の物語　家族が苦悩から新生にむかう支援』（アカデミア出版会、2013年）、『知っていますか？　ギャンブル依存一問一答』（解放出版社、2013年）、『知っていますか？　薬物依存症一問一答』（解放出版社、2014年）
共著　『A子と依存症』（晃洋書房、2007年）、『ドラッグ問題をどう教えるか』（解放出版社、2013年）

依存症　家族を支えるQ＆A
──アルコール・薬物・ギャンブル依存症　家族のメッセージを添えて

2018年4月20日　第1版　第1刷発行

著　者　西川京子 ©

発　行　株式会社 解放出版社
　　　　552-0001 大阪市港区波除4-1-37 HRCビル3F
　　　　TEL 06-6581-8542　FAX 06-6581-8552
　　　　東京営業所　101-0051 千代田区神田神保町2-23 アセンド神保町3F
　　　　TEL 03-5213-4771　FAX 03-3230-1600
　　　　振替 00900-4-75417
　　　　ホームページ http://kaihou-s.com

装幀　森本良成
本文レイアウト　伊原秀夫
印刷・製本　モリモト印刷株式会社

ISBN978-4-7592-6783-9 C0011 NDC370 134P 21cm
定価はカバーに表示しております。落丁・乱丁はおとりかえします。

障害などの理由で印刷媒体による本書のご利用が困難な方へ

本書の内容を、点訳データ、音読データ、拡大写本データなどに複製することを認めます。ただし、営利を目的とする場合はこのかぎりではありません。

また、本書をご購入いただいた方のうち、障害などのために本書を読めない方に、テキストデータを提供いたします。

ご希望の方は、下記のテキストデータ引換券（コピー不可）を同封し、住所、氏名、メールアドレス、電話番号をご記入のうえ、下記までお申し込みください。メールの添付ファイルでテキストデータを送ります。

なお、データはテキストのみで、写真などは含まれません。

第三者への貸与、配信、ネット上での公開などは著作権法で禁止されていますのでご留意をお願いいたします。

●あて先

552-0001 大阪市港区波除 4-1-37 HRC ビル 3F 解放出版社
『依存症家族を支える Q＆A』テキストデータ係

テキストデータ引換券
『依存症 家族を支える Q＆A』
6783